健康中国
指数报告
2021

鲍宗豪◎主编

中国社会科学出版社

图书在版编目（CIP）数据

健康中国指数报告.2021 / 鲍宗豪主编. —北京：中国社会科学出版社，2021.10
（中社智库年度报告）
ISBN 978 – 7 – 5161 – 7602 – 3

Ⅰ.①健… Ⅱ.①鲍… Ⅲ.①居民—健康—指数—调查报告—中国—2021
Ⅳ.①R195

中国版本图书馆 CIP 数据核字（2021）第 198857 号

出 版 人	赵剑英	
责任编辑	马　明	
责任校对	赵　洋	
责任印制	王　超	

出　　版	中国社会科学出版社	
社　　址	北京鼓楼西大街甲 158 号	
邮　　编	100720	
网　　址	http://www.csspw.cn	
发 行 部	010 – 84083685	
门 市 部	010 – 84029450	
经　　销	新华书店及其他书店	

印　　刷	北京明恒达印务有限公司	
装　　订	廊坊市广阳区广增装订厂	
版　　次	2021 年 10 月第 1 版	
印　　次	2021 年 10 月第 1 次印刷	

开　　本	710 × 1000　1/16	
印　　张	19.75	
字　　数	314 千字	
定　　价	108.00 元	

凡购买中国社会科学出版社图书，如有质量问题请与本社营销中心联系调换
电话：010 – 84083683

编 委 会

序　言

　　在贯彻落实习近平总书记关于"人民健康是民族昌盛和国家富强的重要标志"的重要论述的过程中，新华通讯社（以下简称新华社）于2018年成功举办首届"健康中国年度标志"发布会，福州等5个省会城市和计划单列市，苏州、南通、延安等6个地级市获评"健康中国年度标志"城市，为健康中国战略实施营造了良好的舆论环境和社会环境。

　　2020年以来，新华社联合上海华夏社会发展研究院共同研究如何更好地通过年度"健康中国指数"反映全国各省区市落实中共中央、国务院《"健康中国2030"规划纲要》的情况；如何通过年度"中国健康城市排行榜"以及"健康中国年度标志"城市的发布，反映大健康时代全国省会城市、计划单列市以及108个地级市提高全民健康，推进健康中国大行动的不同水平、不同特点。《健康中国指数报告（2021）》《中国健康城市发展报告（2021）》是近两年我们共同的研究成果。

　　《健康中国指数报告（2021）》有以下四大特点：（1）首次构建了"健康中国指数模型"，并对2021年度全国31个省区市按健康中国建设水平作了排名。（2）首次对中国东部、中部、西部、东北地区健康中国建设水平以及健康中国大行动在四个地区推进情况作了分析。（3）首次构建了"中国与中高收入国家健康现代化指数评价体系"，并运用该指数体系的20个指标对健康中国建设的现代化水平与中等偏上收入国家作比较，首次获得了中国健康现代化水平在中等偏上收入国家中排名第五的重要结论。（4）运用"中国与中等偏上收入国家健康现代化指数评价体系"，对中国与全球16个高收入国家的健康现代化水平作比较，得出了"每千人口病床数""社会医保支出占政府卫生支出比例"等9个指标已达到高收入国家第七、第十等不同位次水平的判断。这一判断让我们对中国健康现代化水平的预期，比《"健康中国 2030"规划纲要》提出的到 2030 年主要指标进入高收入国家水平，提前了近 10 年的时间。

《健康中国指数报告（2021）》全书由于长洪、鲍宗豪策划、审阅和统稿。鲍宗豪撰写导论和第一章，陈欣悦撰写第二、三章，刘海辉撰写第四章，张圣撰写第五章，汪斌锋撰写第六章，陈新光撰写第七章，宋婕撰写第八章，顾海贝撰写第九章。感谢上海华夏社会发展研究院的研究团队为健康中国指数研究所付出的辛劳！新华社新闻信息中心与上海华夏社会发展研究院，共同推进"健康中国指数"发布和"健康中国年度标志"城市的工作，将成为全民参与健康中国推进行动的一个良好开端。

健康中国建设任重道远。让我们携手共建人类卫生健康共同体，共同守护人类健康美好未来。

于长洪

2021 年 9 月

目　　录

导论 健康中国建设的新理念、新机遇、新追求

　　党的十八大以来，以习近平同志为核心的党中央把保障人民健康摆在优先发展的战略地位，作出了"实施健康中国战略"的重大部署，制定了一系列改革举措，推动卫生健康事业取得新的发展成就，在全球"抗疫"中发挥了重要作用，使中国的"抗疫"赢得了全球的赞誉，展示了中国特色社会主义制度的优势。2021 年全国"两会"通过的《中华人民共和国国民经济和社会发展第十四个五年规划和 2035 年远景目标纲要》，明确提出要全面推进健康中国建设，深入实施健康中国行动。2021 年作为"十四五"开局之年，实施健康中国战略要有新的理念，把握新的机遇，实现新的追求。

第一节　人民至上、生命至上的大健康新理念

　　中共中央、国务院发布《"健康中国 2030"规划纲要》，提出了健康中国建设的目标和任务。2019 年国务院又发布《国务院关于实施健康中国行动的意见》，开启了全面推进人民健康、共建共享健康中国的新征程，提出了实施人民至上、生命至上的大健康新理念。

一　坚持人民至上、生命至上理念是实施健康中国战略的宗旨

　　在庆祝中国共产党成立 100 周年大会上的讲话中，"人民"二字出现了 86 次，既是高频词也是关键词。在党和国家的健康价值序列中，人民始终是排在第一位的，为人民谋幸福、为全民谋健康是具体的、一以贯之的、始终不渝的。在疫情防控中，从出生仅 30 多个小时的婴儿到 100

多岁的老人，每一个生命都得到全力护佑，人的生命、人的价值、人的尊严得到悉心呵护。全国确诊住院患者人均医疗费用 2.15 万元，重症患者超过 15 万元，少数危重症患者高达几十万元甚至超过百万元，所有费用全部医保报销、国家兜底。不惜代价、不讲条件，构筑起人民生命安全和身体健康的坚实防线。正如习近平总书记所言："为了保护人民生命安全，我们什么都可以豁得出来！"

二　坚持人民至上、生命至上理念是实现全民健康、国家富强的重要保障

在 2020 年新冠肺炎疫情防控工作中，习近平总书记多次强调，"要把人民群众生命安全和身体健康放在第一位"。[①] 2021 年 7 月 21 日，习近平总书记在西藏考察途中得知河南遭遇极端强降雨，第一时间作出重要指示："始终把保障人民群众生命财产安全放在第一位，身先士卒、靠前指挥，迅速组织力量防汛救灾，妥善安置受灾群众，严防次生灾害，最大限度减少人员伤亡和财产损失。"[②] 考察的每一天，汛情和防汛抗洪的进度，第一时间摆到总书记的案头。夙夜在公、一心为民，始终把人民放在心中最高位置，这样的人民情怀令人动容，也必将始终得到人民的衷心支持和拥护。

中国之所以能做到"人民至上、生命至上"，说到底在于中国共产党始终代表最广大人民的根本利益，没有任何自己特殊的利益，从来不代表任何利益集团、任何权势团体、任何特权阶层的利益。一位外国政治学家在观察中国的疫情防控措施后这样评价："中国的社会主义根本属性，在危机中或紧急情况下，人民的福祉优先于利润。"[③] "人民"二字重若千钧，人民的生命安全和身体健康高于一切，正是中国制度最根本的价值取向、最深层的政治伦理，也是实现全民健康，促进民族昌盛和国家富强的重要保障。

[①]　转引自中共中央党校（国家行政学院）中共党史教研部编《中国共产党防治重大疫病的历史和经验》，人民出版社 2020 年版，第 209 页。

[②]　本报评论员：《始终把保障人民群众生命财产安全放在第一位》，《人民日报》2021 年 7 月 22 日第 1 版。

[③]　宣言：《大战大考炼真金》，《人民日报》2020 年 9 月 16 日第 1 版。

三　坚持人民至上、生命至上理念，为人民提供全生命周期卫生健康服务

随着社会整体发展，人民群众生活方式的改变，"传统的健康观"已经转变为"生理—心理—社会"相结合的"现代健康观"，影响健康的因素也随之发生变化，其中最突出的一个影响因素就是"生活方式"。不健康的生活方式是影响健康的最大因素，是导致疾病和过早死亡的主要原因。世界卫生组织（WHO）曾指出，个人的健康和寿命有60%的因素取决于人们的生活方式，好习惯是保持健康的关键。但是，在生活中，鲜有人能真正做到克己守心，而缺乏锻炼、胡吃海喝等种种不健康的生活习惯，正在不断侵蚀着人们的健康。

2021年7月发布的《中国心血管健康与疾病报告（2020年）》对2018年我国心血管疾病的发病、死亡，以及影响因素进行了分析。报告倡导心血管全生命周期的健康管理，在生命早期强调心血管健康，采取以预防高血压、血脂异常、糖尿病、肥胖和吸烟等零级预防为主的策略。2018年，心血管病死亡居我国城乡居民总死亡原因的首位，农村为46.66%，城市为43.81%。中国心血管病患病率处于持续上升阶段。推算心血管病现患人数3.30亿例，其中脑卒中1300万例，冠心病1139万例，肺源性心脏病500万例，心力衰竭890万例，心房颤动487万例，风湿性心脏病250万例，先天性心脏病200万例，下肢动脉疾病4530万例，高血压2.45亿例。[①]

由于不健康饮食、身体活动不足、吸烟等生活方式危险因素的广泛流行，我国患有高血压、血脂异常、糖尿病和肥胖的绝对人数还在不断增加，这将进一步推高我国心血管病的发病率和死亡率。我国在2019年出台以慢性病防治为核心的《健康中国行动（2019—2030年）》，对影响健康因素进行了明确的说明。通过转变卫生健康发展模式，将卫生健康融入各项政策，扩大健康中国战略的影响，从而提高人民健康水平，实现为民众提供全生命周期卫生健康服务。

---

① 参见国家心血管病中心编《中国心血管健康与疾病报告（2020年）》，科学出版社2021年版。

第二节　全民健康服务需求的增长催生健康中国建设的新机遇

改革开放 40 多年来，中国的人均 GDP 不断提高，到 2030 年，人均 GDP 有望超过 12000 美元，将引发全民健康需求热潮。

健康投入占 GDP 的比重是衡量一个国家全民健康需求的重要指标。发达国家卫生总费用支出占 GDP 比重基本超过 10%，而我国现在只占 5.9%，未来全民健康需求市场蕴藏巨大潜力。如心理健康与心理障碍服务需求、睡眠健康需求、血液疾病及血液安全健康需求、免疫及传染病健康服务需求、慢性病健康需求、环境卫生健康需求、食品安全需求、药品安全需求、医疗保健需求、全民体育锻炼等，在未来 5—10 年，将大大增加。

"十四五"期间，主要在以下六个方面健康服务需求给健康中国建设带来新的机遇。

一是人口老龄化程度加深催生了我国庞大的健康养老市场需求。当前我国养老市场规模估值为 4 万亿元左右，按养老需求年均 10% 左右增长，到 2030 年，有望突破 25 万亿元。

二是科技发展催生智能健康服务需求。科技日新月异的发展使智能健康服务需求成为我国未来健康服务需求的主流，如信息化健康服务、物联网智慧生活设施（包括智慧马桶、智慧床垫等）、网络在线预约就诊、视频探诊、远程医疗咨询服务、虚拟医疗团队就诊、网络健康 App、医疗电子图书馆等。我国智能化健康服务发展仍处于起步阶段，随着其在全国范围内推广，未来增长潜力巨大。

三是庞大规模的中产阶层带来中高端健康服务需求。我国中产阶层规模将在 2030 年以前翻两番成为社会主流群体，为中高端健康服务提供巨大的需求市场。以疗养和旅游相结合的健康服务，针对私人制定的 VIP 护理、月子中心等特色中高端健康服务需求在未来将走俏。到 2030 年，按我国中高端健康服务至少占总需求 10% 的份额计算，需求规模将突破千亿元。①

四是慢性病大量增加带来慢性病健康服务需求。我国现有慢性病患者已达到近 3 亿人，人口迅速老龄化将使我国慢性病负担不断增加。因此，我国对慢性病提供健康服务的需求极其迫切。如健康机构提供的慢性病管理服务：基于家族遗传基因的健康与疾病风险评估；社区提供的慢性病健康服务：居民健康生活方式的讲座、慢性病防治知识宣讲、针对高发慢性病的免费体检、个人健康计划执行监督、定期举办各类全民健康运动等；医疗机构提供的慢性病服务：慢性病医治同行审查、慢性病药物使用评估、慢性病患者的用药程度与疗效的管理与评估。

五是城镇化带来社区健康服务需求。我国城镇化程度不断提升，未来 15 年将有 2 亿人进城，带来广阔的社区健康服务需求市场。如未成年人及特殊人群的健康需求：针对未成年人的健康防疫、针对慢性病患者的社区基层医疗保健服务、针对孕妇的产前检查及产后护理等；成年人的健康需求：社区健康教育、全民健身交流平台、社区居民定期体检、居民电子健康档案创建、居民心理健康咨询服务、针对个人的健身计划制订及监督等；老年人的健康需求：家庭养老服务、家庭"病床"、社区康复中心、老年人护理、老年人心理关怀服务、社区老年文体活动等。

六是健康服务供给主体多元化。目前，我国民营健康服务机构正逐步取得社会认可，到 2030 年，以面向特定层次消费者，提供整容、妇科、口腔等"专科服务"的民营机构将满足消费者日益多元化的需求。

伴随劳动力人口素质提升，职工对职业健康服务提出更高要求。2030 年，我国职业健康需求呈专业化、多样化局面。不仅有对岗前心理测试等心理健康服务的需求，还有对职业病预防教育、职业健康体检、职业病治疗等身体健康方面的需求。

正是全民健康服务需求和全方位、多层次、多格局的快速增长，给健康中国建设带来了重大的战略机遇。正如《"健康中国 2030"规划纲要》所预测的："未来 15 年，是推进健康中国建设的重要战略机遇期。"因为经济保持中高速增长将为维护人民健康奠定坚实基础，消费结构升

① 参见国家卫生和计划生育委员会编《〈"健康中国 2030"规划纲要〉辅导读本》，人民卫生出版社 2017 年版，第 63—64 页。

级将为发展健康服务创造广阔空间，科技创新将为提高健康水平提供有力支撑，各方面制度更加成熟更加定型将为健康中国建设构建强大保障。

第三节 从"健康优先"到"健康现代化"的健康中国建设新目标

党的十八大以来，习近平总书记创造性地把马克思主义基本原理同卫生健康工作实际相结合，提出要把人民健康放在优先发展战略地位，努力全方位全周期保障人民健康。[①] 在《"健康中国2030"规划纲要》（以下简称《规划纲要》）的原则中，再次明确健康优先原则：把健康摆在优先发展的战略地位，立足国情，将促进健康的理念融入公共政策制定实施的全过程，加快形成有利于健康的生活方式、生态环境和经济社会发展模式，实现健康与经济社会良性协调发展。[②]

在《规划纲要》的战略目标中明确，到2030年，促进全民健康的制度体系更加完善，健康领域发展更加协调，健康生活方式得到普及，健康服务质量和健康保障水平不断提高，健康产业繁荣发展，基本实现健康公平，主要健康指标进入高收入国家行列。到2050年，建成与社会主义现代化国家相适应的健康国家。

这就为我们勾勒了健康中国建设从"健康优先"战略地位到"健康现代化"的战略目标：到2050年，建成与社会主义现代化国家相适应的健康国家。

对"健康现代化"国家的战略目标的新追求，可从以下两大层面认识。

一 "健康现代化"在社会主义现代化建设中的地位

2021年3月23日，习近平总书记在福建考察时指出："现代化最重

---

① 参见习近平《在教育卫生体育领域专家代表座谈会上的讲话》，人民出版社2020年版，第9页。

② 参见中共中央、国务院《"健康中国2030"规划纲要》，人民出版社2016年版，第3页。

要的指标还是人民健康，这是人民幸福生活的基础。"① 这就明确了人民健康在中国社会主义现代化建设中的重要地位。

（一）健康现代化是国家现代化的基本要求

健康不仅是人的基本权利，而且是生活质量的生理基础。没有健康，就没有生活质量。18 世纪以来，世界现代化分为两个阶段，其中，第一次现代化是从农业社会向工业社会的转变——"以经济增长为中心"；第二次现代化是从工业社会向知识社会的转变——"以生活质量为中心"。在第二次现代化过程中，提高生活质量是国家现代化的核心目标，实现健康现代化是国家现代化的基本要求，健康现代化就是要促进全民健康长寿。

（二）健康现代化是我国现代化建设全局的战略任务

健康是促进人的全面发展的必然要求，是经济社会发展的基础条件。从国际上看，卫生健康事业在经济社会发展中都处于基础性地位，联合国人类发展指数有三大核心指标，反映健康水平的人均期望寿命位列第一，拥有健康的国民意味着拥有强大的综合国力和可持续的发展能力。大力发展卫生健康事业，既可以增强人民体质，也有利于解除群众看病就医的后顾之忧，积蓄经济发展的长久势能，扩大内需潜力，为推动形成以国内大循环为主体、国内国际双循环相互促进的新发展格局提供重要支撑。《规划纲要》把全面推进健康中国建设与国家整体战略紧密衔接，这是在新的历史起点上开启新征程的重大决策，必将为实现第二个百年奋斗目标和实现中华民族伟大复兴的中国梦注入强大动力。

二　"健康现代化"国家的目标追求

为了更好地认识中国"健康现代化"的战略目标，有必要先看一下高收入国家的健康目标追求。

（一）高收入国家的健康目标追求

日本是享誉全球的长寿国家。"日本健康 2035"的主要目标是建设一个可持续的医疗卫生系统，通过卫生系统确保每个社会成员都能够得到公平的服务，获得非凡的健康结果，同时促进日本和世界的共同繁荣。

---

① 转引自汪晓东、张炜、赵梦阳《为中华民族伟大复兴打下坚实健康基础——习近平总书记关于健康中国重要论述综述》，《人民日报》2021 年 8 月 8 日第 1 版。

通过"日本健康2035"，实现国家健康系统的范式转换。其中从数量向质量、从追求投入向追求价值、从医疗向医护的范式转变体现了健康质量的重要理念。精益的医护卫生（lean health care）是"日本健康2035"描绘的三大愿景之一，包括利用现有资源实现价值的最大化、基于价值的质量和效率提升、以更低的成本实现更好的服务以及缩小地区差异。为此提出了一系列的行动计划：一是到2020年实施系统的卫生技术评估，提高医护卫生质量（如防止过度医护和医疗事故），培养全科医生，连接社区和整个医护系统；二是到2035年评估卫生技术的价值产出，如疗效。基于此设置报销比例，基于效果来比较卫生绩效。

美国实施的"健康国民2020"计划首要目标包括：一是延长寿命、提高生命质量，免受可预防疾病、伤残和早逝之苦；二是实现健康公平，缩短差距，提升不同人群的健康水平。在"健康国民2020"立体模型中强调健康服务对最终健康结果的重要影响作用。为了提升健康质量，"健康国民2020"把进入健康服务（access to health services）列为其发展的一个总要领域。健康服务的介入能够对一个人各方面的健康产生深刻的影响。即使在美国，健康服务仍有很大的空缺，到2010年仍然有将近25%的美国人不能享受基层医疗机构或者医务室提供的定期医护服务。因此，美国把提高日常医护护理和医疗保险比例作为提升全体人民健康的必经之路。

（二）中国健康现代化的具体目标

立足中国在2035年基本实现社会主义现代化的目标，借鉴高收入国家健康现代化的目标，提出中国的健康现代化目标。中国科学院中国现代化研究中心主任何传启教授提出了健康现代化的目标，具有很好的参考价值。

1. 健康生活目标

出生时平均预期寿命，2030年提高到79岁，2050年提高到84岁；出生时预期健康寿命，2030年提高到71岁，2050年提高到76岁；婴儿死亡率，2030年下降到6‰，2050年下降到3‰；孕产妇死亡率，2030年下降到十万分之十，2050年下降到十万分之五；等等。

2. 健康服务目标

医生比例2030年提高到3‰，2050年提高到5‰；全科医生比例2030年提高到0.3‰，2050年提高到1‰；护士和助产士比例2030年提高到5‰，2050年提高到12‰；健康保险覆盖率2030年提高到100%；等等。

3. 健康环境目标

清洁饮水普及率和家庭卫生设施普及率，2030 年提高到 100%；PM 2.5 年均浓度有可能先升后降，2050 年下降到 30 微克/立方米以下；等等。

4. 健康治理目标

健康支出占 GDP 比例，2030 年提高到 8%，2050 年提高到 12%；公共健康支出占健康支出比例，2030 年提高到 65%，2050 年提高到 80%；健康产业增加值比例，2030 年提高到 4%，2050 年提高到 10%；健康产业劳动力比例，2030 年提高到 6.3%，2050 年提高到 15%；等等。①

第四节　"健康中国指数"科学评价"健康中国"建设

如何跟踪评价中国未来 10 年、20 年乃至 30 年健康现代化的目标追求？我们选择构建价值理性与工具理性相结合的"健康中国指数"评价体系。为了使"健康中国指数"的构建更具科学合理性，就要以对健康及其影响因素的认知为前提，借鉴国际社会评价健康现代化的模型，进而构建"健康中国指数"评价体系。

一　对"健康"及其影响因素的认知

人们最初对健康的理解是"健康就是无病"，这是纯生物医学范畴的定义。1948 年的《世界卫生组织宪章》，对健康进行了较为经典的完整定义："健康不仅是没有疾病和衰弱，而是指保持体格方面、精神方面和社会方面的完美状态。"该定义说明，除了生理方面，健康还应该包括心理健康和对社会、自然环境适应上的和谐。1990 年世界卫生组织健康概念的内涵得到了进一步发展，道德修养也被纳入健康的范畴。

对"健康"认知的同时，国际社会对影响健康因素从如何促进健康和健康公平的路径两方面做探讨。但是，国际社会一直在两种观点之间游移：一是发展和依赖以技术为基础的医学和公共卫生干预；二是把健

---

① 参见《中国健康现代化的路线图》，载中国科学院中国现代化研究中心编《健康中国和健康现代化》，科学出版社 2020 年版，第 26 页。

康理解为一种社会现象，受多种因素的影响，需要多部门的政策干预；随着认识的加深，后一种观点被越来越多的人所认同。1948 年《世界卫生组织宪章》（Constitution）提出了社会因素和政治因素对健康的影响，需要农业、教育、住房、社会福利等部门的通力合作才能提高人群的健康水平。到了 20 世纪五六十年代，国际社会又转向强调健康的技术驱动，较少关注社会因素。直到 1978 年《阿拉木图宣言》提出"人人享有卫生保健"（health for all），再次强调了社会因素的重要性。

二　借鉴国际社会对健康的评价模型

20 世纪 80 年代以来，加拿大、美国、英国、澳大利亚、日本、经济合作与发展组织（OECD）以及欧盟委员会等国家和组织，都通过设立"国家健康指标工程"或"健康指标项目"，进而形成评价国家健康战略的指标。

2000 年，世界贸易组织（WTO）针对卫生服务系统的四个主要功能（管理、筹资、提供服务及资源配置），提出了一个评估框架，并对其 191 个成员国 1997 年健康系统成就和绩效进行评价。它是一个综合评价模型，其中包含健康水平评价。

经济合作与发展组织提出健康系统绩效评估概念框架，包括三个主要目标：健康促进和结果、反应性和可及性、财务贡献和卫生费用[1]。该框架的四个组成部分分别为健康促进、反应性、公平和效率[2]。1999 年，加拿大国家统计局和健康信息研究所联合制定了"健康指标框架"（Health Indicator Framework）。该框架分为健康状况、健康的非医学决定因素、健康系统执行力、社区和健康系统特征、公平性五个维度。此指标框架因其良好的适用性，被国际标准化组织借鉴用以制定《健康指标概念框架国际标准》。

国外学者从健康投入—产出方面来评估 OECD 成员健康系统的效率，其用到的健康投入指标为医生数量、病床数量和人均健康支出；健康产出指标为预期寿命、婴儿死亡率。还有些学者认为公共健康绩效评价应

---

[1]　Hurst J. , "Performance Measurement and Performance Management in OECD Health Systems", Labour Market and Social, 2001.

[2]　Hurst J. , "Performance Measurement and Improvement in OECD Health Systems Overview of Issues and Challenges", Ottawa: OECD, 2002.

更关注结果，而不仅是投入和产出，Donabedian 提出了结构—过程—结果三维评价框架①，Handler 等提出使命、组织能力、过程、结果、宏观环境五维评价框架②，这两种评价方法在评价美国的公共健康系统绩效的实践中都被证明是有效的。

三　建构中国特色"健康中国指数"评价体系

在借鉴高收入国家健康现代化评价模型的基础上，提出"健康中国指数"评价模型，评价监测健康中国建设的现代化水平。健康中国指数有以下四大特征。

（一）理论与实践"两种逻辑"相统一

"理论逻辑"主要突出"全面系统性"和"内恰合理性"的特征。

健康中国指数的"实践逻辑"，某种意义上说是一种转化为健康中国行动的"实践逻辑"。所以，对指数评价指标的筛选要具备"一强三可"的特性，即每一评价指标，要具有解释力度强、数据可采集、可比较、可跟踪的特性。即使有的指标设想"再好""再理想"，由于不可采集，也就不具有可比性，不具有可持续推进健康中国行动的特性。

构建中国特色的健康中国指数评价体系的"理论"和"实践"相统一的逻辑，具有科学合理性，评价结果具有"信度"高、"可比性"强、"指导性"好的特性。

（二）"物理准确性"

健康中国指数，是从《中国统计年鉴》《国际统计年鉴》《中国卫生健康统计年鉴》等年鉴和数据库中反复评估后筛选的 30 个评价指标，进而"系统集成"为"健康中国指数"。其"物理准确性"体现在三个层面。一是数据的"客观性"。每一个指标的数据，都是《中国统计年鉴》、《国际统计年鉴》、世界卫生组织数据库收集的客观结果性数据，不是目标性、工作性或主观满意度类的指标数据。二是数据的"合理性"。每个指标的数据都要"可采集""可跟踪""可比较"。具有"合理性"的指

---

①　Donabedian A. , "Promoting Quality Through Evaluating Process of Patient Care", *Medical Care*, Vol. 6, No. 3, 1968, pp. 181 –202.

②　Handler A. , Issel M. , Turnock B. , "A Conceptual Framework to Measure Performance of the Public Health System", *American Journal of Public Health*, Vol. 91, No. 8, 2001, pp. 1235 –1239.

标才是具有"活力""生命力"的可持续评价的指标，才能不断引导健康中国建设不断跃上新的台阶，实现联合国的可持续发展目标要求。三是数据计算的"精确性"。对健康中国指数中的十万多个数据，课题组通过运用主成分数学建模，对各种变量数据进行"中心化标准化"处理、不同主成分的贡献度分析，计算健康中国指数中有关31个省区市的"综合指数得分"和"百分制得分"，计算比较东部、中部、西部和东北地区健康中国建设的得分和排名；计算中国健康现代化水平与高收入国家、中等偏上收入国家健康现代化水平。

（三）"可比性"

"可比性"特征有三个方面：一是每一指标的可比性。筛选的每一个评估指标，由于评价指标的出处一致、评价口径一致、评价方法一致，评价结果具有很强的"可比性"；二是对国内不同地区（全国31个省区市），以及中国与高收入、中等偏上收入26国进行比较和排名，其健康现代化建设水平的高低"可比性"明显；三是不同健康建设成效，反映了不同健康治理能力的优劣，"可比性"一目了然。

（四）"引领性"

2021年"健康中国指数报告"，又是健康中国建设及东部、中部、西部和东北地区健康中国建设及其大行动推进成效排行榜，即一个健康中国建设水平的综合的排行榜以及5个分领域指数的排行榜。

从东部、中部、西部和东北地区的排行榜中可发现不同省区市存在的问题和差距，可"引领"不同的地区对照改进。

中国与高收入、中等偏上收入等26个国家健康现代化水平的量化评价、量化比较，可清晰判断中国在国际上健康建设的水平，可找到中国在健康现代化建设方面的优势与不足，进而以健康现代化水平高的国家为参照，加大健康中国行动推进力度，不断提高全民健康，实现2035年健康中国建设目标。

总之，"健康中国指数"体现习近平总书记"人民至上、生命至上"的价值理念，具有价值理性与工具理性相统一的特征，也是中国特色的评价健康中国战略实施和健康中国大行动的"指数模型"，它将随着健康中国战略的实施而不断完善，不断发挥其参照性、示范性和引领性的作用，不断推进中国健康现代化水平从一个境界走向另一个更高的境界。

第一章 科学建构"健康中国指数"体系

为了科学建构评价健康中国指数的评价体系，课题组通过从《中国统计年鉴（2020 年）》《国际统计年鉴（2020 年）》《中国卫生健康统计年鉴（2020 年）》和世界卫生组织（World Health Organization）数据库（2021 年）中采集相关数据，将各种不同方面离散的数据，通过"逻辑化"归集，建构"健康中国指数"评价体系，进而运用大数据方法计算 2021 年"健康中国"综合指数得分、全国 31 个省区市健康中国指数的不同水平以及中国与中高收入国家健康现代化水平的比较，提出完善健康中国行动的政策建议。

第一节 "健康中国指数"的评价体系结构

一 筛选健康中国指标的原则

科学建构健康中国指数评价体系，要遵循以下两大原则：首先，评价指标数据可采集、可比较、可跟踪的原则，先是分析初选指标。课题组先是初选了 55 个评价指标，但是，由于指标数量和评价对象的不一致，这样还不能完全确定筛选指标的结果。以"相同性"为原则，进一步精确筛选指标。"相同性原则"是：评价指标的口径相同，评价对象相同，指标出处相同。

根据上述两大原则，最后筛选出评价全国 31 个省区市的 30 个指标，进而构建了"健康中国指数"评价体系。

二　健康中国指数评价体系结构

"健康中国指数"：从"健康资源""健康服务""健康保障""健康环境""健康水平"五大维度进行评价；着重从《中国统计年鉴（2020年)》《国际统计年鉴（2020年）》《中国卫生健康统计年鉴（2020年）》等选取评价健康中国建设的 30 个客观指标，构建起对中国以及全国 31 个省区市（不包括港澳台地区）的健康中国指数评价体系。

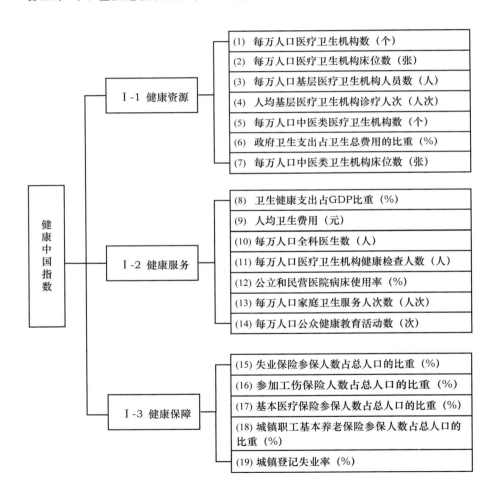

健康中国指数

I-1 健康资源
(1) 每万人口医疗卫生机构数（个）
(2) 每万人口医疗卫生机构床位数（张）
(3) 每万人口基层医疗卫生机构人员数（人）
(4) 人均基层医疗卫生机构诊疗人次（人次）
(5) 每万人口中医类医疗卫生机构数（个）
(6) 政府卫生支出占卫生总费用的比重（%）
(7) 每万人口中医类卫生机构床位数（张）

I-2 健康服务
(8) 卫生健康支出占GDP比重（%）
(9) 人均卫生费用（元）
(10) 每万人口全科医生数（人）
(11) 每万人口医疗卫生机构健康检查人数（人）
(12) 公立和民营医院病床使用率（%）
(13) 每万人口家庭卫生服务人次数（人次）
(14) 每万人口公众健康教育活动数（次）

I-3 健康保障
(15) 失业保险参保人数占总人口的比重（%）
(16) 参加工伤保险人数占总人口的比重（%）
(17) 基本医疗保险参保人数占总人口的比重（%）
(18) 城镇职工基本养老保险参保人数占总人口的比重（%）
(19) 城镇登记失业率（%）

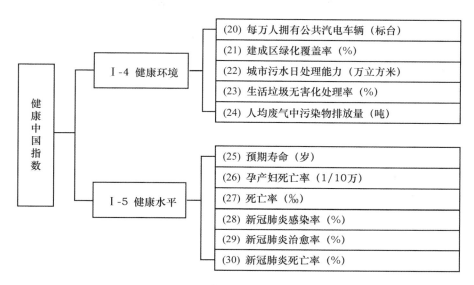

图 1 - 1 2021 年健康中国指数框架结构

以上 30 个评价中国以及 31 个省区市的健康中国指数评价体系,以习近平总书记关于构建"人类命运共同体"的重要讲话为价值取向,以引领健康中国建设为使命,从"健康资源""健康服务""健康保障""健康环境""健康水平"五个维度,计算评价全国 31 个省区市健康中国建设、健康中国大行动水平的得分,预判中国以及 31 个省区市健康中国建设发展趋势。

第二节 构建"健康中国指数"评价体系的逻辑

构建"健康中国指数"评价体系,遵循了以下理论逻辑和实践逻辑。

一 构建健康中国指数的"理论逻辑"

"理论逻辑"主要突出"全面系统性"和"内恰合理性"的特征。

（一）全面系统性

"五位一体"的健康中国指数,从逻辑起点——"健康资源"到逻辑归宿——"健康水平",全面系统地反映了健康中国指数的内在逻辑关联,涵盖了健康中国的内容和要求。

（二）"内恰合理性"

这种"内恰合理性"体现在以下三个层面。

一是"健康资源"与"健康服务"的内恰一致性。"健康资源"反映了一个地区的健康设施、政府的健康投入，"健康设施"的效能发挥则与"健康服务"密切相关。如每万人口医疗卫生机构数是各地区的硬件，它与"健康服务"中的每万人口医疗卫生机构健康检查人数"具有内在的逻辑关联。如上海的每万人口医疗卫生机构数在全国 31 个省区市排在第三十一位，但是上海的每万人口医疗卫生机构健康检查人数在全国 31 个省区市中排在第四名，这反映了上海医疗卫生机构效能。

二是"健康服务"与"健康保障"的内恰一致性。"健康服务"是一个"服务"的动态过程，如健康检查人数、服务人次数、健康教育活动数等，都是一个动态的过程，是一些"过程性"指标；而"健康保障"中的失业保险参保人数、参加工伤保险人数、基本医疗保险参保人数、城镇职工基本养老保险参保人数在人口中的百分比指标，失业率指标，均是"结果性"指标。在这个意义上说，"服务过程"的绩效要由"结果性"的指标来衡量，所以，"健康服务"与"健康保障"具有严密的内恰逻辑一致性。

三是"健康保障"与"健康环境"的内恰一致性。"健康保障"又直接反映了为人民健康提供医保、养老保险、失业保险的水平，而"健康环境"则是一个地区的人民所享受的环境保障、健康环境水平。世界卫生组织早在 20 世纪 90 年代就得出结论，影响健康的自然和社会环境对健康具有决定性意义。所以，"健康环境"在人民生存和发展的层面影响人民健康，决定健康中国的建设水平。

从"健康资源"到"健康水平"，是健康中国建设的逻辑归宿，即健康中国建设的根本目标就是不断提高全民的健康水平。全民健康水平的持续提升，如预期寿命的持续提高，孕产妇死亡率的持续下降，从健康目标追求和健康水平上反映健康中国建设的国际水平，反映健康现代化的水平。

二　构建健康中国的"实践逻辑"

健康中国指数的"实践逻辑"，某种意义上说是一种转化为健康中国行动的"实践逻辑"。所以，对指数评价指标的筛选要具备"一强三可"的特性，即每一评价指标，要具有解释力度强和数据可采集、可比较、可跟踪的特性。即使有的指标设想"再好""再理想"，由于不可采集，也就不具有可比性，不具有可持续推进健康中国行动的功能。

据此，课题组从《中国统计年鉴》（2018—2020 年）、《国际统计年鉴》（2018—2020 年）、《中国卫生健康统计年鉴》（2018—2020 年）、世界卫生组织（World Health Organization）数据库等中选取的 30 个评价指标，都经过课题组专家"一强三可"的反复评价、审核，最终确认每一指标均能实现对全国 31 个省区市以及高收入国家、中等偏上收入国家健康建设水平的评价，进而按照健康中国指数"理论逻辑"与"实践逻辑"相统一的要求，构建起从"健康资源""健康服务""健康保障""健康环境""健康水平"五大维度来评价全国 31 个省区市健康中国建设指数体系。

构建中国特色的"健康中国指数"评价体系的"实践逻辑"，既是针对当今全国实施健康中国战略、推进健康中国行动的现状，以及未来较长时间内引导推进"健康中国"行动的需要，也是确保实现"健康中国指数""理论逻辑"的认知价值能转化为"实践价值"的需要。正因为如此，强调筛选评价健康中国指数的指标，架构健康中国指数的"理论"和"实践"相统一的逻辑，具有科学合理性，评价结果具有"信度"高、"可比性"强、"指导性"好的功能。

第三节　科学评价和计算"健康中国指数"

健康中国指数评价体系，从《中国统计年鉴（2020 年）》《国际统计年鉴（2020 年）》《中国卫生健康统计年鉴（2020 年）》和世界卫生组织（World Health Organization）数据库中选取采集 30 个指标数据，进而运用大数据分析方法对中国以及全国 31 个省区市"健康中国指数"得分作排序分析。

一　形成科学评价"健康中国指数"的方法

为了对中国以及全国 31 个省区市的健康中国建设作出评价，课题组对评价"健康中国指数"的十万多个数据，运用主成分数据建模，对中国以及全国 31 个省区市的"健康中国"建设开展评估。

（一）为什么要选择主成分分析法？

在工业、农业、生物、医学、气象、地质、经济、管理、社会、政治等诸多领域中，我们常常会遇到需要对多个指标同时观测、研究、处理的问题。

例如，在经济管理中，要衡量一个地区的经济发展水平，需要同时观测多个指标：总产值、利润、效益、劳动生产率、万元生产值耗能、固定资产、流动资金周转率、物价、信贷、税收等。怎样根据这些数据，来衡量经济发展水平的高低，是一个多变量的复杂问题。

又如，对一个人做一次健康体检，最后得到一份体检报告，其中有人体的十几项、几十项生理指标：血压、心率、血糖、血脂、胆固醇、血小板、甲胎蛋白……怎样根据这些数据，判断一个人是否健康，健康状况处于什么水平，也是一个多变量的复杂问题。

在数学上，我们把这些需要分析研究的指标称为变量（Variable）。如何对多个变量的观测数据进行有效的分析和研究？当然，我们可以对各个变量一个一个分别研究，但是，变量之间往往有相关性，分开处理不仅会丢失很多信息，也不容易取得很好的研究成果。更好的办法是同时对多个变量的观测数据进行分析，研究变量之间的相互关系，揭示这些变量内在的变化规律。

多元统计分析（Multivariate Statistical Analysis）就是对多个变量之间的相互依赖关系以及内在统计规律进行研究的一门统计学科。主成分分析（Principal Component Analysis）是多元统计分析中主要的也是常用的一种统计分析方法。

（二）什么是主成分分析法？

主成分分析法的基本思想是：对原来多个变量进行适当的组合，组合成一些综合指标，用较少的综合指标来近似代替原来的多个变量。这种由原来多个变量组合而成的综合指标，就称为主成分（Principal Component）。

主成分选取的原则是：（1）主成分是原变量的线性组合，就是说，主成分是原来各个变量乘以一些系数以后加起来得到的一个综合指数；（2）各个主成分之间互不相关；（3）如果原来有 m 个变量，则最多可以取到 m 个主成分。这 m 个主成分的变化，可以完全反映原来全部 m 个变量的变化；如果选取的主成分少于 m 个，那么，这些较少的主成分的变化，应该尽可能多地反映原来全部 m 个变量的变化。

（三）主成分贡献率、主成分载荷（权重）和主成分得分

一个主成分所反映的变化，在全部原变量变化中所占的百分比，称为贡献率（Percentage of Contribution）。通常主成分按照贡献率的大小，从大到小排列，即第一主成分贡献率最大，第二主成分贡献率次之，第三主成分贡献率又次之。用原变量表示主成分时的系数，也就是将原变量综合成主成分时，每个原变量所乘以的系数，称为主成分载荷（Principal Component Loading），也就是权重（Weight）。对每一次观测得到的观测数据，可以求出与这次观测对应的主成分的值，称为主成分得分（Principal Component Score）。

（四）用主成分评价健康中国指数的方法

现在我们要制定一个"健康中国指数"，希望把与健康中国有关的健康资源、健康服务、健康保障、健康环境、健康水平等各维度的多项指标综合起来，得到健康中国的综合指数，以及健康中国各领域指数，并对全国 31 个省区市，东部、中部、西部和东北地区健康中国建设水平作排名。

为了达到这一目的，主成分分析法显然是一种有效的方法。

因为第一个主成分的贡献率最大，占了最大的百分比，说明第一个主成分尽可能多地集中了原来多个与健康中国有关的变量的信息，所以，我们就可以把这个第一主成分作为一个综合指数，即"健康中国指数"。第一主成分的载荷，就是各个原变量在"健康中国指数"中的系数（即权重）。第一主成分的得分，就是与全国各个地区（即各次观测）对应的"健康中国指数"的得分，可以根据全国各个地区的这个指数得分值的大小，来进行排序。

二　科学计算"健康中国指数"

具体来说，计算"健康中国指数"得分，可以分为下列一些步骤。

第一步：收集和整理数据。

要运用主成分分析法计算，必须有完整的数据，哪怕只缺少一个数

据，计算也不能进行。所以，我们选择纳入计算的健康中国指标，它们的数据必须基本完整。那些数据不完整、有较多残缺的指标，只能删除。

有些指标，数据基本完整，但有个别地区的数据残缺，如果就因此删除这个指标，又很难实现对全国 31 个省区市的评价计算。我们就对个别地区的数据，采取估计的办法，用相近地区的数据代替。

第二步：将总量数据都化为人均数据和百分比数据。

在各个指标的数据中，有些是人均数据和百分比数据，有些是总量数据。如果不考虑人均因素，直接用总量数据来纳入计算，就显得很不公平。

例如，医疗卫生机构数，如果直接比较总量的话，河北省的总量数据是 84651 个，山西省的总量数据是 42162 个，河北省的卫生机构数比山西省多，但这显然是不公平的，因为还要考虑人口因素，河北省的人口比山西省的人口多。所以，公平合理的做法，应该将总量数据除以人口总数，化为人均数据和百分比数据。按照除以人口总数得到的"每万人口医疗卫生机构数"的数据来看，河北省是 11.15 个，山西省是 11.31 个，这才显得公平合理。

第三步：对各变量的观测数据作中心化标准化处理。

在实际进行主成分分析法计算时，由于各个变量的实际意义不同，各个变量的量纲单位不一样，各个变量观测值的数量级也可能相差很大，所以，在进行主成分分析计算之前，我们还要对各变量的观测数据进行中心化标准化处理。

所谓"中心化标准化"，就是对每个变量的每个数据，都减去这个变量的样本均值，再除以这个变量的样本标准差。做这样的中心化标准化处理以后，各个变量都变成了无量纲单位的变量，样本均值都等于 0，样本标准差都等于 1，就不会发生数量级相差悬殊的情况了。我们的主成分分析计算，实际上是对中心化标准化以后的变量数据所进行的运用。

第四步：计算各个变量在"健康中国指数"中的权重系数。

因为"健康中国指数"就是主成分分析算出的第一个主成分，所以下面的计算工作，就是通过主成分分析，算出第一个主成分的载荷（即权重）。算出第一个主成分载荷后，我们再将它们除以各个变量的样本标准差，这样就得到了中心化标准化以前的原变量的载荷系数，也就是各个原变量在"健康中国指数"中的不同权重系数。

　　将与全国各个地区（即各次观测）对应的原变量的数据，乘以这些原变量在"健康中国指数"中的权重系数，再加起来，就得到了与各个地区对应的"健康中国指数"的得分。

　　为了使得分落在正常区间内，避免出现负的得分，有时根据实际情况，再加上一个常数。

　　例如，"健康中国指数"中的一个维度"健康环境"，是由"每万人拥有公共汽电车辆""建成区绿化覆盖率""城市污水日处理能力""生活垃圾无害化处理率""人均废气中污染物排放量"五个指标组成的。

　　上海在这五个指标中的数据，以及用主成分分析求出的这五个指标的权重系数如下表。

表1-1　　　　　　　以主成分分析法得出的五个指标权重系数

	每万人拥有公共汽电车辆	建成区绿化覆盖率	城市污水日处理能力	生活垃圾无害化处理率	人均废气中污染物排放量
上海的数据	9.29	36.8	834.3	100.0	0.01
权重系数	0.17271247	0.174114198	0.001005501	0.139694833	-16.8223486

　　所以，上海的"健康环境"得分，就是：

　　$9.29 \times 0.17271247 + 36.8 \times 0.174114198 + 834.3 \times 0.001005501 + 100.0 \times 0.139694833 + 0.01 \times （-16.8223486）= 22.65205063$

　　第五步：计算全国31个省区市"健康中国指数"的百分制得分。算出了"健康中国指数"得分后，还要化为百分制得分。

　　我们的计算公式是：

$$百分制得分 = \sqrt{得分 \div 百分标准值} \times 100$$

　　其中，"百分标准值"是根据实际情况，考虑到百分制得分必须处于一个合理区间内，给出的一个常数值。

　　例如，上海的"健康环境"得分是22.65205063，"健康环境"的百分标准值是30.81085463，所以，按照上面的公式，上海的"健康环境"百分制得分就是：

　　$上海的百分制得分 = \sqrt{22.65205063 \div 30.81085463} \times 100 = 85.74$

　　最后，根据算出来的全国31个省区市的"健康环境"的百分制得分，就可以按照从高到低的次序，对这些省区市进行排序。

第四节　"健康中国指数" 的评价应用

首次运用"健康中国指数"对 2021 年"健康中国战略"实施的绩效进行评价，发现"健康中国指数"具有以下五大功能。

一　从"健康中国综合指数"得分的大幅提升反映健康中国建设水平

在运用"健康中国指数"30 个指标对全国 31 个省区市的健康资源、健康服务、健康保障、健康环境、健康水平作全面评估后，进一步得到了 2021 年"健康中国建设"的综合指数得分为 79.75 分，比 2020 年的 79.12 分提高了 0.63 分；比 2019 年的 71.38 分提高了 8.37 分，提高比例分别为 0.8% 和 11.73% 。

健康中国综合指数大幅提升 11.73% 的重要原因：健康中国行动的全面部署与实施，取得了明显的成效。2016 年 10 月 25 日中共中央、国务院发布《"健康中国 2030"规划纲要》。2019 年 6 月，国务院印发了《关于实施健康中国行动的意见》，明确了健康中国行动的指导思想、基本原则和总体目标，从全方位干预健康影响因素、维护全生命周期健康和防控重大疾病三方面提出实施 15 项行动。与此同时，为确保健康中国行动得到有效的落实，国务院办公厅同步印发了《健康中国行动组织实施和考核方案》，随后成立了健康中国行动推进委员会并印发《健康中国行动（2019—2030 年）》。

显然，健康中国建设从健康战略到健康规划纲要，再到健康中国行动，真正推动了"人民至上、生命至上"的全民健康时代的到来，推动了大健康行动时代的到来。正因为全民提高了健康意识，全民参与健康行动，全民养成健康行为、健康生活方式，促进了健康中国水平的大幅提升。

二　从全国 31 省区市健康中国建设以及进步水平的排名，反映健康中国战略在不同地区的实施情况

（一）31 个省区市"健康中国指数"得分排序

2021 年 31 个省区市的"健康中国"具体指数得分和排名见表 1－2。

表 1 - 2　　31 个省区市 2021 年"健康中国指数"得分和排名（分）

排名	省区市	2021 年健康中国指数各维度的百分制得分					2021 年健康中国指数百分制得分
		健康资源	健康服务	健康保障	健康环境	健康水平	
1	北京	82.03	91.48	93.74	91.79	92.41	91.45
2	上海	77.78	93.76	83.78	85.74	92.54	87.72
3	浙江	89.16	90.15	79.50	89.87	91.69	87.12
4	江苏	79.56	90.38	73.93	91.25	89.82	84.38
5	重庆	82.77	81.60	81.72	83.51	89.15	83.55
6	广东	75.63	83.29	77.69	91.63	90.49	83.54
7	天津	70.74	82.83	73.58	85.53	91.51	80.99
8	四川	86.71	83.51	67.27	88.13	89.06	80.76
9	新疆	77.25	85.89	69.49	84.19	86.96	80.07
10	山东	81.75	79.84	67.76	89.70	90.08	79.93
11	福建	75.49	80.68	69.11	88.94	89.89	79.77
12	海南	74.47	78.62	70.46	87.32	87.89	78.92
13	河南	82.02	82.28	64.12	87.72	88.19	78.80
14	辽宁	74.07	77.40	70.30	86.76	89.45	78.75
15	湖南	77.11	80.64	65.31	89.36	89.22	78.71
16	宁夏	76.83	81.35	68.05	84.10	88.03	78.66
17	陕西	78.87	79.04	66.77	86.79	88.98	78.49
18	河北	79.17	79.55	64.46	87.69	89.47	78.19
19	广西	75.61	82.72	63.6	86.79	89.06	78.15
20	江西	78.12	79.29	64.59	87.12	89.56	77.99
21	安徽	74.15	80.24	64.34	88.06	89.16	77.82
22	吉林	73.42	78.69	67.93	82.44	89.62	77.68
23	湖北	78.54	83.88	67.22	86.57	78.45	77.67
24	山西	73.11	76.35	67.31	85.61	89.46	77.33
25	甘肃	82.96	80.05	62.92	84.54	86.97	77.26
26	青海	80.53	78.95	66.23	82.69	84.88	77.04
27	内蒙古	78.72	76.27	65.95	83.30	88.84	76.99
28	贵州	80.51	78.32	63.71	84.29	85.77	76.54
29	黑龙江	68.09	75.44	66.67	84.16	88.51	76.00
30	云南	78.70	79.35	61.48	86.19	83.16	75.71
31	西藏	85.43	75.85	62.81	82.13	79.57	74.58
	全国平均值	78.49	81.66	69.41	86.62	88.37	79.75

（二）31 个省区市健康中国整体水平建设进步指数

2021 年与 2020 年相比，整体进步了 0.8 个百分点；31 个省区市健康中国建设进步指数排名前五及后五如图 1－1 所示。

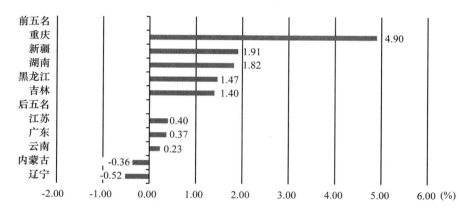

图 1－1　31 个省区市健康中国建设进步指数前、后五位得分排序

三　通过对不同地区健康中国指数的排名，反映东部、中部、西部和东北地区健康中国建设的不平衡状况

在东部地区，北京（91.45 分）、上海（87.72 分）、浙江（87.12 分）、江苏（84.38 分）、广东（83.55 分）、天津（80.99 分）、山东（79.93 分）、福建（79.77 分），8 个省区市高于全国平均值（79.75 分）；只有海南（78.92 分）、河北（78.19 分）低于全国平均值。

中部地区的河南、湖南、江西、安徽、湖北、山西 6 个省区市得分均低于全国平均值（79.75 分），最高的河南为 78.80 分；最低的山西为77.33 分。

西部地区中，重庆（83.55 分）、四川（80.76 分）、新疆（80.07 分）3 个省区市高于全国平均值（79.75 分）；宁夏（78.66 分）、陕西（78.49 分）、广西（78.15 分）、甘肃（77.26 分）、青海（77.04 分）、内蒙古（76.99 分）、贵州（76.54 分）、云南（75.71 分）、西藏（74.58 分）9 个省区市低于全国平均值。

东北地区的辽宁、吉林、黑龙江 3 个省份得分均低于全国平均值，最低的黑龙江与全国平均值（79.75 分）相比，低了 3.75 分。

显然，全国 31 个省区市健康中国建设的水平只有 11 个高于全国平均水平，其余 20 个省区市的健康中国建设水平均低于全国平均水平，中西部、东北地区健康中国建设任重道远。

四　从健康现代化水平反映健康中国建设在世界上的水平

2021 年 7 月 1 日，中等偏上收入国家为 4096—12695 美元，高于 12695 美元为高收入国家。根据此标准选取了阿根廷、泰国等 10 个中等偏上收入国家。

中国与中等偏上收入国家的健康指数比较：中国的健康指数得分为 80.91 分，在 10 个中等偏上收入国家中，处在第五位，比排名第一位的阿根廷低 0.36 分，比排名最后的印度尼西亚高 11.6 分。（见表 1－3）

表 1－3　　　　　10 个中等偏上收入国家健康指数得分和排名（分）

排名	国家	健康指数各维度的百分制得分				健康指数的百分制得分
		健康资源	健康保障	健康环境	健康水平	
1	阿根廷	82.44	80.26	80.61	80.90	81.27
2	泰国	72.33	78.27	81.86	86.71	81.07
3	俄罗斯	82.48	86.81	80.81	78.92	80.97
4	土耳其	78.76	71.77	76.96	84.92	80.96
5	中国	77.36	76.86	76.49	84.74	80.91
6	哈萨克斯坦	80.84	86.55	79.48	79.48	80.60
7	马来西亚	69.17	76.12	85.62	83.82	78.84
8	墨西哥	73.25	69.66	81.16	79.92	77.02
9	巴西	67.36	67.59	85.13	79.06	75.01
10	印度尼西亚	60.62	72.84	79.93	71.69	69.31

以上是通过《国际统计年鉴》、世界卫生组织（World Health Organization）数据库、联合国《人类发展报告》（2020 年）等收集的有关健康资源、健康保障等 20 个指标，并运用主成分数学建模计算的"健康现代化指数"得分排名，中国的"健康现代化指数"在中等偏上国家中排在第五名，主要是以下 9 个指标表现更突出。

（一）社会医保支出占政府卫生支出比例为 67.9%

中国的社会医保占政府卫生支出比例在 10 个中等偏上收入国家中，处在第一位，比排名第八的马来西亚高出 67 个百分点。（见表 1-4）

表 1-4　　10 个中等偏上收入国家社会医保支出占政府卫生支出比例

排名	国家	社会医保支出占政府卫生支出比例（%）
1	中国	67.9
2	土耳其	64.1
3	墨西哥	55.1
4	阿根廷	52.8
5	俄罗斯	38.9
6	印度尼西亚	17.6
7	泰国	9.2
8	马来西亚	0.9
9	巴西	—
10	哈萨克斯坦	—

注：巴西和哈萨克斯坦数据缺失。

（二）每千人口病床数为 6.46 张

中国的每千人口病床数在 10 个中等偏上收入国家中，处于第三位，比排名第一位的俄罗斯少 1.74 张，比排名最后的印度尼西亚多 5.26 张。（见表 1-5）

表 1-5　　　10 个中等偏上收入国家每千人口病床数

排名	国家	每千人口病床数（张）
1	俄罗斯	8.20
2	哈萨克斯坦	6.70
3	中国	6.46
4	阿根廷	5.00
5	土耳其	2.70
6	巴西	2.20
7	泰国	2.10
8	马来西亚	1.90
9	墨西哥	1.50
10	印度尼西亚	1.20

（三）劳动参与率为 75.6%

中国的劳动参与率在 10 个中等偏上收入国家中，处于第二位，比排名第一位的哈萨克斯坦低 1 个百分点，比排名最后的土耳其高 17.4 个百分点。（见表 1-6）

表 1-6　　　　　　　　10 个中等偏上收入国家劳动参与率

排名	国家	劳动参与率（%）
1	哈萨克斯坦	76.6
2	中国	75.6
3	泰国	74.7
4	俄罗斯	74.4
5	巴西	70.4
6	印度尼西亚	69.8
7	阿根廷	69.2
8	马来西亚	68.2
9	墨西哥	64.4
10	土耳其	58.2

（四）居民收入分配（基尼系数）为 0.39

中国的居民收入分配在 10 个中等偏上收入国家中，处于第五位，比排名第一位的哈萨克斯坦高 0.11，比排名最后的巴西低 0.15。（见表 1-7）

表 1-7　　　　　10 个中等偏上收入国家居民收入分配（基尼系数）

排名	国家	居民收入分配
1	哈萨克斯坦	0.28
2	泰国	0.36
3	俄罗斯	0.38
4	印度尼西亚	0.38
5	中国	0.39
6	阿根廷	0.41
7	马来西亚	0.41
8	土耳其	0.42
9	墨西哥	0.45
10	巴西	0.54

（五）失业率为 3.6%

中国的失业率在 10 个中等偏上收入国家中，处于第四位，比排名第一位的泰国高 2.9 个百分点，比排名最后的土耳其低 9.9 个百分点。（见表 1 - 8）

表 1 - 8　　　　　　　10 个中等偏上收入国家失业率

排名	国家	失业率（%）
1	泰国	0.7
2	马来西亚	3.4
3	墨西哥	3.5
4	中国	3.6
5	印度尼西亚	3.6
6	俄罗斯	4.5
7	哈萨克斯坦	4.6
8	阿根廷	9.8
9	巴西	12.8
10	土耳其	13.5

（六）人口出生时预期寿命为 76.7 岁

在 10 个中等偏上收入国家中，中国的人口出生时预期寿命处于第三位，比排名第一位的土耳其少 0.7 岁，比排名最后的印度尼西亚多 5.2 岁。（见表 1 - 9）

表 1 - 9　　　　　　10 个中等偏上收入国家人口出生时预期寿命

排名	国家	人口出生时预期寿命（岁）
1	土耳其	77.4
2	泰国	76.9
3	中国	76.7
4	阿根廷	76.5
5	马来西亚	76.0
6	巴西	75.7
7	墨西哥	75.0
8	哈萨克斯坦	73.2
9	俄罗斯	72.7
10	印度尼西亚	71.5

（七）新生儿死亡率为 4.3‰

在 10 个中等偏上收入国家中，中国的新生儿死亡率处于第三位，比排名第一位的俄罗斯高 1.1 个千分点，比排名最后的印度尼西亚低 8.4 个千分点。（见表 1 - 10）

表 1 - 10　　　　　　10 个中等偏上收入国家新生儿死亡率

排名	国家	新生儿死亡率（‰）
1	俄罗斯	3.2
2	马来西亚	4.3
3	中国	4.3
4	泰国	5.0
5	土耳其	5.5
6	哈萨克斯坦	5.6
7	阿根廷	6.4
8	墨西哥	7.5
9	巴西	8.1
10	印度尼西亚	12.7

（八）孕产妇死亡率为 29/100000

中国在 10 个中等偏上收入国家中，中国的孕产妇死亡率处于第四位，比排名第一位的哈萨克斯坦高 19 个万分点，比排名最后的印度尼西亚低 148 个万分点。（见表 1 - 11）

表 1 - 11　　　　　　10 个中等偏上收入国家孕产妇死亡率

排名	国家	孕产妇死亡率（1/100000）
1	哈萨克斯坦	10
2	俄罗斯	17
3	土耳其	17
4	中国	29
5	马来西亚	29
6	墨西哥	33
7	泰国	37
8	阿根廷	39
9	巴西	60
10	印度尼西亚	177

（九）新冠肺炎死亡人数占总人口的比例为 0.000400895%

中国在 10 个中等偏上收入国家中，中国新冠肺炎死亡人数在人口中的百分比占比最少，处于第一位，比排名最后的巴西低 0.254942306 个百分点。（见表 1 – 12）

表 1 – 12　10 个中等偏上收入国家新冠肺炎死亡人数占总人口的比例

排名	国家	新冠肺炎死亡人数占总人口的比例（%）
1	中国	0.000400895
2	泰国	0.005171921
3	马来西亚	0.022372244
4	印度尼西亚	0.028364278
5	哈萨克斯坦	0.04552522
6	土耳其	0.060055205
7	俄罗斯	0.104580661
8	墨西哥	0.18340491
9	阿根廷	0.224685485
10	巴西	0.255343201

五　对 2021 年健康指数进入高收入国家行列的分析预判

根据《规划纲要》提出："到 2030 年主要健康水平进入高收入国家行列"，我们对截至 2020 年的统计数据分析判断：中国的健康现代化建设水平的指标中，主要有"政府卫生支出占卫生总费用比例""社会医保支出占政府卫生支出比例""每千人口病床数""劳动参与率""失业率""新冠肺炎死亡人数在人口中的百分比"6 个指标已进入高收入国家的行列[①]。

（一）政府卫生支出占卫生总费用比例为 56.7%

与 16 个高收入国家相比，中国处于第十五位，比排在第一位的日本低 27.4 个百分点，比排在最后一位的新加坡高 8.5 个百分点。（见表 1 – 13）

---

①　根据世界银行 2020 年 7 月的标准，2020 年人均国民收入高于 12696 美元的为高收入国家，从中选取了 16 个国家。下同。

表1-13　中国与16个高收入国家政府卫生支出占卫生总费用比例

排名	国家	政府卫生支出占卫生总费用比例（%）
1	日本	84.1
2	捷克	81.7
3	英国	79.4
4	德国	77.7
5	法国	77.1
6	新西兰	75.5
7	意大利	73.9
8	加拿大	73.7
9	西班牙	70.6
10	波兰	69.0
11	澳大利亚	68.9
12	荷兰	64.4
13	以色列	63.6
14	韩国	57.4
15	中国	56.7
16	美国	50.2
17	新加坡	48.2

（二）社会医保支出占政府卫生支出比例为67.9%

与16个高收入国家相比，中国处于第十位，比排在第一位的法国低27.2个百分点，比排在第十五位的意大利高67.5个百分点。（见表1-14）

表1-14　中国与16个高收入国家社会医保支出占政府卫生支出比例

排名	国家	社会医保支出占政府卫生支出比例（%）
1	法国	95.1
2	捷克	92.7
3	荷兰	91.2
4	德国	88.8
5	美国	87.3
6	日本	87.0
7	波兰	86.2
8	韩国	77.8

续表

排名	国家	社会医保支出占政府卫生支出比例（%）
9	以色列	71.8
10	中国	67.9
11	新加坡	14.1
12	新西兰	10.4
13	西班牙	6.6
14	加拿大	1.9
15	意大利	0.4
16	澳大利亚	—
17	英国	—

注：澳大利亚和英国数据缺失。

（三）每千人口病床数为6.64张

与16个高收入国家相比，中国的每千人口病床数处于第七位，比排在第一位的日本少6.94张，比排在最后一位的新加坡多4.06张。（见表1 – 15）

表1 – 15　　　　　　　中国与16个高收入国家每千人口病床数

排名	国家	每千人口病床数（张）
1	日本	13.4
2	韩国	11.5
3	德国	8.3
4	波兰	6.5
4	法国	6.5
4	捷克	6.5
7	中国	6.46
8	荷兰	4.7
9	澳大利亚	3.8
10	意大利	3.4
11	以色列	3.1
12	西班牙	3.0
13	美国	2.9
14	新西兰	2.8
14	英国	2.8
16	加拿大	2.7
17	新加坡	2.4

（四）劳动参与率为 75.6%

与 16 个高收入国家相比，中国处于第十位，比排在第一位的新西兰低
5.6 个百分点，比排在最后一位的意大利高 9.9 个百分点。（见表1-16）

表 1-16　　　　　　　中国与 16 个高收入国家劳动参与率

排名	国家	劳动参与率（%）
1	新西兰	81.2
2	荷兰	80.4
3	日本	79.2
4	德国	78.6
4	加拿大	78.6
6	澳大利亚	78.1
7	英国	77.8
8	新加坡	77.5
9	捷克	76.9
10	中国	75.6
11	西班牙	74.0
12	美国	72.6
13	以色列	72.5
14	法国	72.1
15	波兰	70.6
16	韩国	69.4
17	意大利	65.7

（五）失业率为 3.6%

与 16 个高收入国家相比，中国处于第六位，比排在第一位的捷克高
1.7 个百分点，比排在最后一位的西班牙低 10.4 个百分点。（见表1-17）

表 1-17　　　　　　　中国与 16 个高收入国家失业率

排名	国家	失业率（%）
1	捷克	1.9
2	日本	2.3
3	德国	3.0
4	荷兰	3.2

排名	国家	失业率（%）
5	波兰	3.5
6	中国	3.6
7	韩国	3.7
7	美国	3.7
9	以色列	3.9
9	英国	3.9
11	新加坡	4.1
11	新西兰	4.1
13	澳大利亚	5.3
14	加拿大	5.7
15	法国	8.4
16	意大利	9.9
17	西班牙	14.0

（六）新冠肺炎死亡人数在人口中的百分比为 0.000400895%

中国与 16 个高收入国家相比，处于第一位，比排在第二位的新西兰低 0.000110483 个百分点，比排在最后一位的捷克低 0.28319846 个百分点。（见表 1-18）

表 1-18 中国与 16 个高收入国家新冠肺炎死亡人数在人口中的百分比

排名	国家	新冠肺炎死亡人数在人口中的百分比（%）
1	中国	0.000400895
2	新西兰	0.000511378
3	新加坡	0.000633156
4	澳大利亚	0.003562107
5	韩国	0.003978326
6	日本	0.011983055
7	加拿大	0.069737756
8	以色列	0.070034393
9	荷兰	0.101960084
10	德国	0.109821508
11	法国	0.164017518
12	西班牙	0.171405098

续表

排名	国家	新冠肺炎死亡人数在人口中的百分比（%）
13	美国	0.183393359
14	英国	0.191657277
15	波兰	0.19820925
16	意大利	0.214736123
17	捷克	0.283599355

第二章 健康中国综合指数

　　健康中国综合指数是对"健康中国"建设水平的总体评价，通过"综合指数"的水平来反映。"健康中国综合指数"综合了"健康资源""健康服务""健康保障""健康环境"和"健康水平"五个分领域的指数。同时为了反映健康中国建设的进步程度，我们计算 2020 年、2021 年健康中国的进步指数（即 2021 年相对于 2020 年的增长百分比）。这不仅能横向比较不同地区的健康中国建设水平，还能纵向比较分析同一地区健康中国建设水平的进步程度，以此为各地区提出健康中国建设的举措。

第一节 "健康中国指数"整体水平

　　2021 年健康中国综合指数得分为 79.75 分，比 2020 年的 79.12 分提高了 0.63 分，比 2019 年的 71.38 分提高了 8.37 分。（见图 2-1）

　　2021 年健康中国综合指数得分的大幅增长，反映了 2019 年以来全国 31 个省区市推进健康中国行动所取得的明显成效。健康中国战略通过 15 个领域的专项行动，进入千家万户，形成全民的健康意识、全民的健康行为、全民的健康生活方式。

一 "健康中国指数"的 5 个评价领域

　　2021 年的健康中国指数共设置了 5 个评价领域、30 个评价指标，具体如下。

　　（一）健康资源

　　这一领域下共设置有 7 条评价指标，分别是"每万人口医疗卫生机构数""每万人口医疗卫生机构床位数""每万人口基层医疗卫生机构人

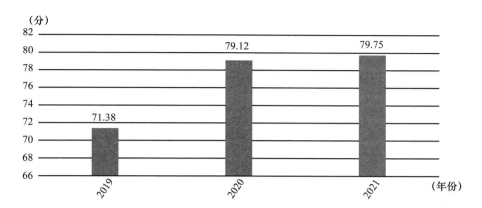

图 2-1　2019 年、2020 年、2021 年健康中国综合指数得分对比（分）

员数""人均基层医疗卫生机构诊疗人次""每万人口中医类医疗卫生机构数""政府卫生支出占卫生总费用的比重""每万人口中医类医疗卫生机构床位数"。

（二）健康服务

这一领域下共有 7 项评价指标，分别是"卫生健康支出占 GDP 比重""人均卫生费用""每万人口全科医生数""每万人口医疗卫生机构健康检查人数""公立和民营医院病床使用率""每万人口家庭卫生服务人次数""每万人口公众健康教育活动数"。

（三）健康保障

这一领域包括 5 项评价指标，分别是"失业保险参保人数占总人口的比重""参加工伤保险人数占总人口的比重""基本医疗保险参保人数占总人口的比重""城镇职工基本养老保险参保人数占总人口的比重""城镇登记失业率"。

（四）健康环境

这一领域包括 5 项评价指标，分别是"每万人拥有公共汽电车辆""建成区绿化覆盖率""城市污水日处理能力""生活垃圾无害化处理率""人均废气中污染物排放量"。

（五）健康水平

这一领域包括 6 项评价指标，分别是"预期寿命""孕产妇死亡率""死亡率""新冠肺炎感染率""新冠肺炎治愈率""新冠肺炎死亡率"。

"健康中国指数"以及不同领域健康指数得分，都是运用主成分数字建模，对以上五个领域健康指数计算的结果。

二 "健康中国指数"不同评价领域的比较

2021 年健康中国指数不同评价领域得分情况如下：健康资源得分 78.49 分，健康服务得分 81.66 分，健康保障得分 69.41 分，健康环境得分 86.62 分，健康水平得分 88.37 分。

2021 年的健康中国不同领域指数得以提高是因为与 2019 年相比，以下四个方面进步显著：2021 年的健康资源得分比 2019 年的 70.10 分提高了 8.39 分，2021 年的健康服务得分比 2019 年的 65.67 分提高了 15.99 分，2021 年的健康环境比 2019 年的 75.00 分提高了 11.62 分，2021 年的健康水平比 2019 年的 72.81 分提高了 15.56 分。（见图 2-2）

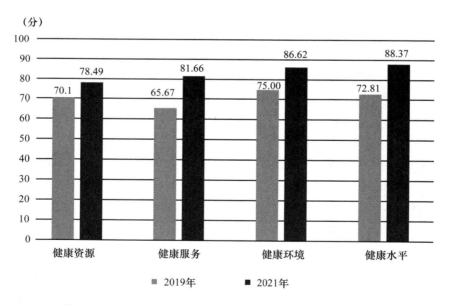

图 2-2　2019 年与 2021 年健康中国不同领域指数比较（分）

第二节　31 个省区市健康中国建设水平

一　31 个省区市健康中国指数得分排序

31 个省区市健康中国指数得分排名前五位的是：北京（91.45 分）、上海（87.72 分）、浙江（87.12 分）、江苏（84.38 分）、重庆（83.55 分）；排后五位的是：内蒙古（76.99 分）、贵州（76.54 分）、黑龙江（76.00 分）、云南（75.71 分）、西藏（74.58 分）。排第一位的北京比排最后一位的西藏高 16.87 分。（见图 2 - 3）

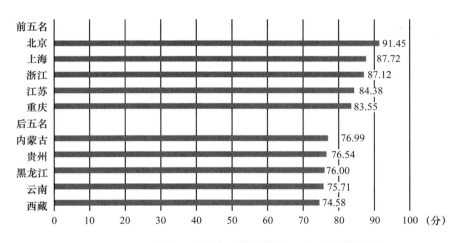

图 2 - 3　31 个省区市健康中国指数前、后五位得分比较

2021 年 31 个省区市的健康中国具体指数得分和排名见表 1 - 2。

二　31 个省区市健康中国指数比较分析

（一）健康中国建设的不同梯队

从 2021 年健康中国指数的计算结果看，全国 31 个省区市健康中国建设水平可分为三个梯队。

第一梯队为健康中国指数得分超过 90 分的省区市，仅有一个直辖市得分超过 90 分，该直辖市为北京（91.45 分）。

第二梯队为健康中国指数得分在80分至90分之间的省区市。第二梯队共有8个省区市，包括：上海（87.72分）、浙江（87.12分）、江苏（84.38分）、重庆（83.55分）、广东（83.54分）、天津（80.99分）、四川（80.76分）、新疆（80.07分）。从第二梯队的8个省区市的地理分布来看，有5个省区市属于东部地区，另外3个省区市属于西部地区，由此可看出东部地区的健康中国整体水平高于其他地区。（见图2-4）

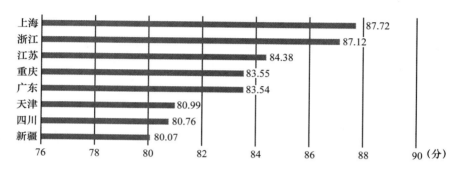

图2-4 健康中国建设水平第二梯队省区市

第三梯队为健康中国指数得分在80分以下的省区市。第三梯队共有22个省区市，包括：山东（79.93分）、福建（79.77分）、海南（78.92分）、河南（78.80分）、辽宁（78.75分）、湖南（78.71分）、宁夏（78.66分）、陕西（78.49分）、河北（78.19分）、广西（78.15分）、江西（77.99分）、安徽（77.82分）、吉林（77.68分）、湖北（77.67分）、山西（77.33分）、甘肃（77.26分）、青海（77.04分）、内蒙古（76.99分）、贵州（76.54分）、黑龙江（76.00分）、云南（75.71分）、西藏（74.58分）。（见图2-5）

得分后五名的地区为西藏（74.58分）、云南（75.71分）、黑龙江（76.00分）、贵州（76.54分）、内蒙古（76.99分）。虽然西部地区有3个省区市属于健康中国指数的"第二梯队"，但是排在后五位的省区市有4个属于西部地区，由此可看出整体上西部地区的健康中国整体水平相较其他地区较弱。

（二）北京"健康指数"位列第一原因

北京以91.45分的高分在全国31个省区市中位列第一，是因为北京

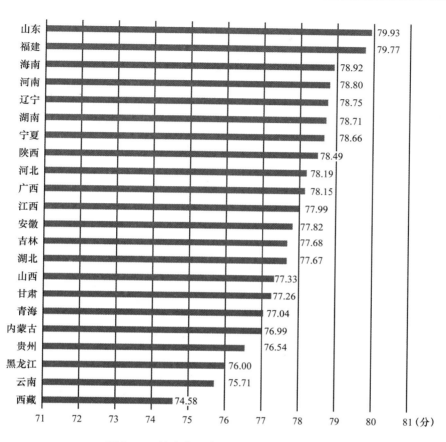

图2-5　健康中国建设水平第三梯队省区市

有9项指标在31个省区市中排第一，排在第一的具体指标如下。

1. 人均卫生费用

北京的人均卫生费用为11609.06元，该指标的最后一名为安徽，安徽的人均卫生费用为3159.72元，北京比安徽多8449.34元。

2. 失业保险参保人数占总人口的比重

北京的失业保险参保人数占总人口的比重为60.11%，该指标的最后一名为云南，云南的失业保险参保人数占总人口的比重为5.95%，北京比云南高54.16个百分点。

3. 参加工伤保险人数占总人口的比重

北京的参加工伤保险人数占总人口的比重为57.67%，该指标的最后一名为广西，广西的参加工伤保险人数占总人口的比重为8.92%，北京比广西高48.75个百分点。

4. 城镇职工基本养老保险参保人数占总人口的比重

北京的城镇职工基本养老保险参保人数占总人口的比重为81.16%，该指标的最后一名为云南，云南的城镇职工基本养老保险参保人数占总人口的比重为13.38%，北京比云南高67.78个百分点。

5. 城镇登记失业率

北京的城镇登记失业率为1.3%，该指标的最后一名为辽宁，辽宁的城镇登记失业率为4.2%，北京比辽宁低2.9个百分点。

6. 建成区绿化覆盖率

北京的建成区绿化覆盖率为48.5%，该指标的最后一名为青海，青海的建成区绿化覆盖率为35.2%，北京比青海高13.3个百分点。

7. 生活垃圾无害化处理率

北京的生活垃圾无害化处理率为100%，该指标的最后一名为重庆，重庆的生活垃圾无害化处理率为88.8%，北京比重庆高11.2个百分点。

8. 人均废气中污染物排放量

北京的人均废气中污染物排放量为0.01吨，该指标的最后一名为内蒙古，内蒙古的人均废气中污染物排放量为0.11吨，北京比内蒙古少0.1吨。

9. 孕产妇死亡率

北京的孕产妇死亡率为2.9人/10万人，该指标的最后一名为西藏，西藏的孕产妇死亡率为63.7人/10万人，北京比西藏低60.8人/10万人。

此外，北京还有7项指标排前十，如"公立和民营医院病床使用率""每万人拥有公共汽电车辆""预期寿命"等。正是因为北京从2019年以来加大了健康中国专项行动的力度，所以，北京从2019年的全国第四名一下就跨越到第一名，北京的健康中国整体水平在全国31个省区市中处于领先地位。

（三）西藏"健康指数"落后原因

西藏的整体水平指数得分为74.58分，在全国31个省区市中排在最后，造成这一排名的直接原因是西藏有5项指标排在最后一位，包括：

1. 公立和民营医院病床使用率

西藏的公立和民营医院病床使用率为 64.8%，该指标的第一名为上海，上海的公立和民营医院病床使用率为 96.2%，西藏比上海低 31.4 个百分点。

2. 每万人拥有公共汽电车辆

西藏的每万人拥有公共汽电车辆为 7.62 标台，该指标的第一名为湖南，湖南的每万人拥有公共汽电车辆为 17.94 标台，西藏比湖南少 10.32 标台。

3. 城市污水日处理能力

西藏的城市污水日处理能力为 29.9 万立方米，该指标的第一名为广东，广东的城市污水日处理能力为 2453.1 万立方米，西藏比广东少 2423.2 万立方米。

4. 预期寿命

西藏的预期寿命为 68.17 岁，该指标的第一名为上海，上海的预期寿命为 80.26 岁，西藏比上海少 12.09 岁。

5. 孕产妇死亡率

西藏的孕产妇死亡率为 63.7 人/10 万人，该指标的第一名为北京，北京的孕产妇死亡率为 2.9 人/10 万人，西藏比北京高 60.8 人/10 万人。

此外，西藏还有 9 项指标排在后十位，如"每万人口医疗卫生机构床位数""每万人口中医类卫生机构床位数""每万人口全科医生数"等，由此可以看出西藏的医疗资源仍处在一个相对较弱的水平。不过，西藏也有"每万人口医疗卫生机构数""每万人口基层医疗卫生机构人员数""每万人口家庭卫生服务人次数"等 8 项指标排在第一。

第三节　31 个省区市健康中国建设进步指数

在分析 2021 年全国 31 个省区市健康中国建设现状的同时，还要进一步分析 31 个省区市的进步指数。

2021 年 31 个省区市健康中国建设进步指数排名前五及后五如图 2-6 所示。

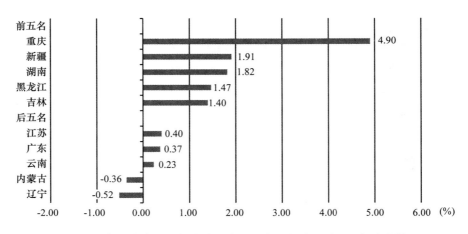

图2-6　31个省区市健康中国建设进步指数前、后五位得分比较

2021年进步最快的省区市为重庆，进步指数为4.90%，随后的第二名至第五名为新疆（1.91%）、湖南（1.82%）、黑龙江（1.47%）、吉林（1.40%）。

重庆的进步指数在31个省区市中排第一。从各项指标的具体数据上来看，重庆共有19项指标有进步，其中有3项指标进步幅度较大，包括："每万人口医疗卫生机构床位数"由70.960张增长至74.196张，增加了3.236张；"人均卫生费用"由3836.11元增长至4430.65元，增加了594.54元；"每万人口医疗卫生机构健康检查人数"由2643.28人增长至2915.60人，每万人中增加了272.32人。

进步指数在31个省区市中排最后的是辽宁（-0.52%），最后五名中的另外4个省区市为内蒙古（-0.36%）、云南（0.23%）、广东（0.37%）、江苏（0.40%）。

辽宁的健康中国建设进步指数在31个省区市中排最后，从具体数据上看，辽宁有15项出现退步。其中退步较为明显的几项指标：一是"公立和民营医院病床使用率"，由78.1%退步至73.8%，下降了4.3个百分点；二是"失业保险参保人数占总人口的比重"由15.59%降低至15.35%，下降了0.24个百分点；三是"基本医疗保险参保人数占总人口的比重"由91.05%降低至89.49%，下降了1.56个百分点；四是"孕产妇死亡率"由9.9人/10万人提高至14.9人/10万人，排名从第十三位降至第二十五位。

2021 年 31 个省区市的健康中国指数得分和进步指数见表 2 - 1。

表 2 - 1　　　　　　2021 年健康中国指数得分和进步指数

省区市	健康中国指数百分制得分		进步指数 （2021 年相对于 2020 年的增长百分比）
	2020 年	2021 年	
北京	90.42	91.45	1.14
天津	80.16	80.99	1.04
河北	77.46	78.19	0.94
山西	76.93	77.33	0.52
内蒙古	77.27	76.99	- 0.36
辽宁	79.16	78.75	- 0.52
吉林	76.61	77.68	1.40
黑龙江	74.90	76.00	1.47
上海	86.97	87.72	0.86
江苏	84.04	84.38	0.40
浙江	86.55	87.12	0.66
安徽	77.14	77.82	0.88
福建	79.29	79.77	0.61
江西	77.55	77.99	0.57
山东	79.55	79.93	0.48
河南	78.48	78.80	0.41
湖北	77.29	77.67	0.49
湖南	77.30	78.71	1.82
广东	83.23	83.54	0.37
广西	77.63	78.15	0.67
海南	77.99	78.92	1.19
重庆	79.65	83.55	4.90
四川	79.69	80.76	1.34%
贵州	75.94	76.54	0.79
云南	75.54	75.71	0.23
西藏	74.11	74.58	0.63
陕西	78.10	78.49	0.50
甘肃	76.68	77.26	0.76
青海	76.16	77.04	1.16
宁夏	77.73	78.66	1.20
新疆	78.57	80.07	1.91
全国平均值	79.12	79.75	0.80

一　31 个省区市健康资源进步指数

2021 年 31 个省区市健康资源进步指数排名前五及后五如图 2 - 7 所示。

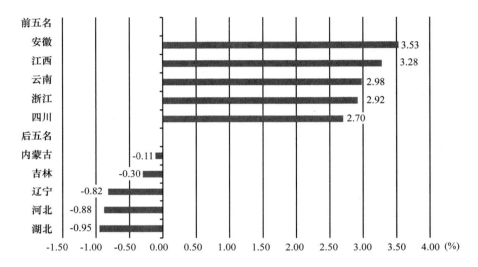

图 2 - 7　31 个省区市健康资源进步指数前、后五位得分排序

2021 年相对于 2020 年健康资源进步指数增长比例最大的省区市为安徽，进步指数为 3.53%，随后的第二名至第五名为江西（3.28%）、云南（2.98%）、浙江（2.92%）、四川（2.70%）。

健康资源这一领域标共有 7 项测评指标，安徽的健康资源进步指数在 31 个省区市中排第一。从各项指标的具体数据来看，安徽共有 6 项指标有进步：（1）"每万人口医疗卫生机位数"，2021 年比 2020 年增加了 0.21 个；（2）"每万人口医疗卫生机构床位数"，2021 年比 2020 年增加了 2.68 张；（3）"每万人口基层医疗卫生机构人员数"，2021 年比 2020 年增加了 1.42 人；（4）"人均基层医疗卫生机构诊疗人次"，2021 年比 2020 年增加了 0.35 人次；（5）"每万人口中医类医疗卫生机构数"，2021 年比 2020 年增加了 0.04 个。

健康资源进步指数在 31 个省区市中排最后的是湖北（ - 0.95%），

最后五名中的另外 4 个省区市为河北（ - 0.88%）、辽宁（ - 0.82%）、吉林（ - 0.30%）、内蒙古（ - 0.11%）。

湖北的健康资源进步指数在 31 个省区市中排最后，从具体数据上看，湖北有 4 项出现退步：（1）"每万人口医疗卫生机构数"，2021 年比 2020 年减少了 0.18 个；（2）"每万人口基层医疗卫生机构人员数"，2021 年比 2020 年减少了 0.24 人；（3）"人均基层医疗卫生机构诊疗人次"，2021 年比 2020 年减少了 0.11 人次；（4）"政府卫生支出占卫生总费用的比重"，2021 年比 2020 年下降了 3.6 个百分点。

2021 年 31 个省区市的健康资源指数得分和进步指数见表 2 - 2。

表 2 - 2　　　　　　　　2021 年健康资源指数得分和进步指数

省区市	健康资源指数百分制得分		进步指数（2021 年相对于 2020 年的增长百分比）
	2020 年	2021 年	
北京	80.06	82.03	2.46
天津	70.24	70.74	0.71
河北	79.87	79.17	- 0.88
山西	72.39	73.11	0.99
内蒙古	78.81	78.72	- 0.11
辽宁	74.68	74.07	- 0.82
吉林	73.64	73.42	- 0.30
黑龙江	67.19	68.09	1.34
上海	77.15	77.78	0.82
江苏	78.34	79.56	1.56
浙江	86.63	89.16	2.92
安徽	71.62	74.15	3.53
福建	74.21	75.49	1.72
江西	75.64	78.12	3.28
山东	81.03	81.75	0.89
河南	80.97	82.02	1.30
湖北	79.29	78.54	- 0.95
湖南	75.58	77.11	2.02
广东	74.67	75.63	1.29
广西	75.24	75.61	0.49
海南	72.88	74.47	2.18

续表

省区市	健康资源指数百分制得分		进步指数 （2021 年相对于 2020 年的增长百分比）
	2020 年	2021 年	
重庆	80. 62	82. 77	2. 67
四川	84. 43	86. 71	2. 70
贵州	78. 45	80. 51	2. 63
云南	76. 42	78. 70	2. 98
西藏	85. 45	85. 43	－ 0. 02
陕西	77. 89	78. 87	1. 26
甘肃	82. 66	82. 96	0. 36
青海	79. 59	80. 53	1. 18
宁夏	76. 24	76. 83	0. 77
新疆	75. 25	77. 25	2. 66
全国平均值	77. 45	78. 49	1. 34

二　31 个省区市健康服务进步指数

2021 年 31 个省区市健康服务进步指数排名前五及后五如图 2 - 8 所示。

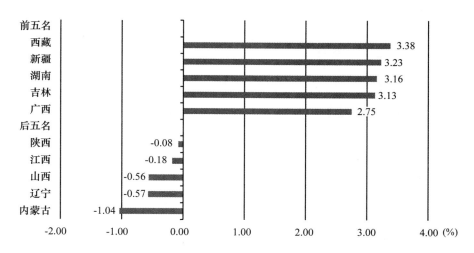

图 2 - 8　31 个省区市健康服务进步指数前、后五位得分排序

2021 年相对于 2020 年健康服务进步指数增长百分比最大的省区市为西藏，进步指数为 3.38%，随后的第二名至第五名为新疆（3.23%）、湖南（3.16%）、吉林（3.13%）、广西（2.75%）。

健康服务这一领域共有 7 项测评指标，西藏的健康服务进步指数在 31 个省区市中排第一。从各项指标的具体数据来看，西藏共有 6 项指标有进步：（1）"卫生健康支出占 GDP 比重"，2021 年比 2020 年提高了 0.01 个百分点；（2）"人均卫生费用"，2021 年比 2020 年增加了 750.78 元；（3）"每万人口全科医生数"，2021 年比 2020 年增加了 0.81 人；（4）"公立和民营医院病床使用率"，2021 年比 2020 年提高了 0.2 个百分点；（5）"每万人口家庭卫生服务人次数"，2021 年比 2020 年增加了 676.6 人次；（6）"每万人口公众健康教育活动"，2021 年比 2020 年增加了 0.55 次。

健康服务进步指数在 31 个省区市中排最后的是内蒙古（-1.04%），最后五名中的另外 4 个省区市为辽宁（-0.57%）、山西（-0.56%）、江西（-0.18%）、陕西（-0.08%）。

内蒙古的健康服务进步指数在 31 个省区市中排最后，从具体数据看，内蒙古有 2 项出现退步；（1）"公立和民营医院病床使用率"，2021 年比 2020 年下降了 4.7 个百分点；（2）"每万人口家庭卫生服务人次数"，2021 年比 2020 年下降了 20.44 人次。从指标数据的排名来看，内蒙古有 5 项出现退步，（1）"人均卫生费用"，2021 年比 2020 年退步了 2 名；（2）"每万人口全科医生数"，2021 年比 2020 年退步了 2 名；（3）"每万人口医疗卫生机构健康检查人数"，2021 年比 2020 年退步了 2 名；（4）"公立和民营医院病床使用率"，2021 年比 2020 年退步了 3 名；（5）"每万人口家庭卫生服务人次数"，2021 年比 2020 年退步了 9 名。

2021 年 31 个省区市的健康服务指数得分和进步指数见表 2-3。

表2-3　　　　　　　2021年健康服务指数得分和进步指数

省区市	健康服务指数百分制得分		进步指数（2021年相对于2020年的增长百分比）
	2020年	2021年	
北京	90.27	91.48	1.34
天津	81.03	82.83	2.22
河北	77.67	79.55	2.42
山西	76.78	76.35	-0.56
内蒙古	77.07	76.27	-1.04
辽宁	77.84	77.40	-0.57
吉林	76.30	78.69	3.13
黑龙江	74.29	75.44	1.55
上海	92.09	93.76	1.81
江苏	90.33	90.38	0.06
浙江	89.97	90.15	0.20
安徽	79.20	80.24	1.31
福建	80.36	80.68	0.40
江西	79.43	79.29	-0.18
山东	79.47	79.84	0.47
河南	81.67	82.28	0.75
湖北	83.28	83.88	0.72
湖南	78.17	80.64	3.16
广东	82.41	83.29	1.07
广西	80.51	82.72	2.75
海南	77.41	78.62	1.56
重庆	79.80	81.60	2.26
四川	82.01	83.51	1.83
贵州	78.05	78.32	0.35
云南	78.74	79.35	0.77
西藏	73.37	75.85	3.38
陕西	79.10	79.04	-0.08
甘肃	78.86	80.05	1.51
青海	77.42	78.95	1.98
宁夏	79.65	81.35	2.13
新疆	83.20	85.89	3.23
全国平均值	80.63	81.66	1.28

三　31 个省区市健康保障进步指数

2021 年 31 个省区市健康保障进步指数排名前五及后五如图 2 − 9 所示。

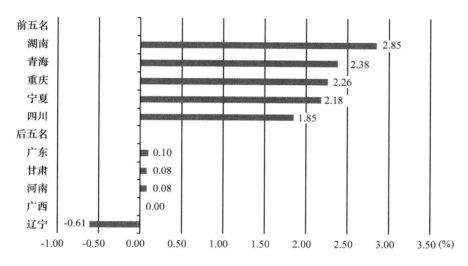

图 2 − 9　31 个省区市健康保障进步指数前、后五位得分排序

2021 年相对于 2020 年健康保障进步指数增长百分比最大的省区市为湖南，进步指数为 2.85%，随后的第二名至第五名为青海（2.38%）、重庆（2.26%）、宁夏（2.18%）、四川（1.85%）。

健康保障这一领域下共有 5 项测评指标，湖南的健康保障进步指数在 31 个省区市中排第一。从各项指标的具体数据来看，湖南共有 4 项指标有进步：（1）"失业保险参保人数占总人口的比重"，2021 年比 2020 年上升了 0.3 个百分点；（2）"参加工伤保险人数占总人口的比重"，2021 年比 2020 年上升了 0.16 个百分点；（3）"城镇职工基本养老保险参保人数占总人口的比重"，2021 年比 2020 年上升了 2.19 个百分点；（4）"城镇登记失业率"，2021 年比 2020 年下降了 0.9 个百分点。

健康保障进步指数在 31 个省区市中排最后的是辽宁（− 0.61%），最后五名中的另外 4 个省区市为广西（0.00%）、河南（0.08%）、甘肃（0.08%）、广东（0.10%）。

　　辽宁的健康保障进步指数在 31 个省区市中排最后，从具体数据上看，辽宁在健康保障下有 4 项指标出现了退步：（1）"失业保险参保人数占总人口的比重"，2021 年比 2020 年下降了 0.24 个百分点；（2）"参加工伤保险人数占总人口的比重"，2021 年比 2020 年下降了 0.53 个百分点；（3）"基本医疗保险参保人数占总人口的比重"，2021 年比 2020 年下降了 1.56 个百分点；（4）"城镇登记失业率"，2021 年比 2020 年上升了 0.3 个百分点。

　　2021 年 31 个省区市的健康保障指数得分和进步指数见表 2 - 4。

表 2 - 4　　　　　　　2021 年健康保障指数得分和进步指数

省区市	健康保障指数百分制得分		进步指数（2021 年相对于 2020 年的增长百分比）
	2020 年	2021 年	
北京	92.46	93.74	1.38
天津	73.30	73.58	0.38
河北	63.80	64.46	1.03
山西	66.09	67.31	1.85
内蒙古	65.69	65.95	0.40
辽宁	70.73	70.30	- 0.61
吉林	67.12	67.93	1.21
黑龙江	65.95	66.67	1.09
上海	82.94	83.78	1.01
江苏	72.67	73.93	1.73
浙江	78.56	79.50	1.20
安徽	63.69	64.34	1.02
福建	68.25	69.11	1.26
江西	63.69	64.59	1.41
山东	67.19	67.76	0.85
河南	64.07	64.12	0.08
湖北	66.45	67.22	1.16
湖南	63.50	65.31	2.85
广东	77.61	77.69	0.10
广西	63.60	63.60	0.00
海南	69.93	70.46	0.76
重庆	69.92	71.50	2.26

续表

省区市	健康保障指数百分制得分		进步指数（2021 年相对于 2020 年的增长百分比）
	2020 年	2021 年	
四川	66.05	67.27	1.85
贵州	62.96	63.71	1.19
云南	60.97	61.48	0.84
西藏	62.39	62.81	0.67
陕西	65.80	66.77	1.47
甘肃	62.87	62.92	0.08
青海	64.69	66.23	2.38
宁夏	66.60	68.05	2.18
新疆	68.39	69.49	1.61
全国平均值	68.64	69.41	1.12

四 31 个省区市健康环境进步指数

2021 年 31 个省区市健康环境进步指数排名前五及后五如图 2 – 10 所示。

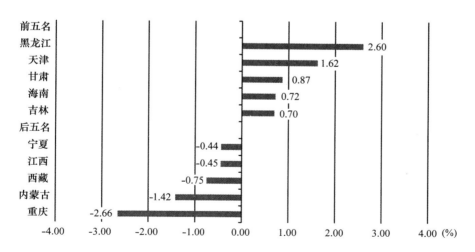

图 2 – 10 31 个省区市健康环境进步指数前、后五位得分排序

2021 年相对于 2020 年健康环境进步指数增长百分比最大的省区市为黑龙江，进步指数为 2.60%，随后的第二名至第五名为天津（1.62%）、

甘肃（0.87%）、海南（0.72%）、吉林（0.70%）。

健康环境这一领域下共有 5 项测评指标，黑龙江的健康环境进步指数在 31 个省区市中排第一。从各项指标的具体数据上来看，黑龙江共有 4 项指标有进步：（1）"每万人拥有公共汽电车辆"，2021 年比 2020 年增加了 0.78 标台；（2）"建成区绿化覆盖率"，2021 年比 2020 年上升了 0.4 个百分点；（3）"城市污水日处理能力"，2021 年比 2020 年增加了 25.9 万立方米；（4）"生活垃圾无害化处理率"，2021 年比 2020 年上升了 8.6 个百分点。

健康环境进步指数在 31 个省区市中排最后的是重庆（－2.66%），最后五名中的另外 4 个省区市为内蒙古（－1.42%）、西藏（－0.75%）、江西（－0.45%）、宁夏（－0.44%）。

重庆的健康环境进步指数在 31 个省区市中排最后，从具体数据上看，重庆在健康环境下仅有 1 项出现退步，该项指标为"生活垃圾无害化处理率"，2021 年比 2020 年减少了 25.9 万立方米；从排名上看，重庆有 4 项指标出现退步，另外一项指标排名与 2020 年相同。2021 年和 2020 年相比下降的指标包括：（1）"每万人拥有公共汽电车辆"下降了 2 名；（2）"建成区绿化覆盖率"下降了 7 名；（3）"人均废气中污染物排放量"下降了 7 名；（4）2021 年"生活垃圾无害化处理率"这一指标数据从 2020 年的第一位降到第三十一位。

2021 年 31 个省区市的健康环境指数得分和进步指数见表 2－5。

表 2－5　　　　　2021 年健康环境指数得分和进步指数

省区市	健康环境指数百分制得分		进步指数（2021 年相对于 2020 年的增长百分比）
	2020 年	2021 年	
北京	91.99	91.79	－0.22
天津	84.17	85.53	1.62
河北	87.97	87.69	－0.32
山西	85.57	85.61	0.05
内蒙古	84.50	83.30	－1.42
辽宁	86.86	86.76	－0.12
吉林	81.87	82.44	0.70

续表

省区市	健康环境指数百分制得分		进步指数 （2021 年相对于 2020 年的增长百分比）
	2020 年	2021 年	
黑龙江	82.03	84.16	2.60
上海	85.42	85.74	0.37
江苏	91.36	91.25	−0.12
浙江	89.88	89.87	−0.01
安徽	88.00	88.06	0.07
福建	89.28	88.94	−0.38
江西	87.51	87.12	−0.45
山东	89.63	89.70	0.08
河南	87.70	87.72	0.02
湖北	86.55	86.57	0.02
湖南	88.79	89.36	0.64
广东	91.79	91.63	−0.17
广西	87.13	86.79	−0.39
海南	86.70	87.32	0.72
重庆	85.79	83.51	−2.66
四川	87.79	88.13	0.39
贵州	84.09	84.29	0.24
云南	86.03	86.19	0.19
西藏	82.75	82.13	−0.75
陕西	86.45	86.79	0.39
甘肃	83.81	84.54	0.87
青海	82.63	82.69	0.07
宁夏	84.47	84.10	−0.44
新疆	83.65	84.19	0.65
全国平均值	86.56	86.62	0.07

五 31 个省区市健康水平进步指数

2021 年 31 个省区市健康水平进步指数排名前五及后五如图 2 − 11 所示。

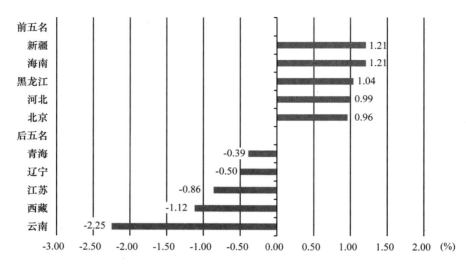

图 2－11　31 个省区市健康水平进步指数前、后五位得分排序

2021 年相对于 2020 年健康水平进步指数增长百分比最大的省区市有 2 个，分别是新疆和海南，进步指数均为 1.21%，随后的第三名至第五名为黑龙江（1.04%）、河北（0.99%）、北京（0.96%）。

健康水平这一领域下共有 6 项测评指标，新疆和海南的健康水平进步指数在 31 省区市中排第一。从各项指标的具体数据上来看，新疆共有 2 项指标有进步：（1）"孕产妇死亡率"，2021 年比 2020 年降低了 8.9 人/10 万人；（2）"死亡率"，2021 年比 2020 年下降了 0.11 个千分点；其余 4 项指标与 2020 年持平。海南也有 2 项指标取得进步：（1）"孕产妇死亡率"，2021 年比 2020 年降低了 7.2 人/10 万人；（2）"新冠肺炎死亡率"，2021 年比 2020 年下降了 0.32 个百分点。

健康水平进步指数在 31 个省区市中排最后的是云南（-2.25%），最后五名中的另外 4 个省区市为西藏（-1.12%）、江苏（-0.86%）、辽宁（-0.50%）、青海（-0.39%）。

云南的健康水平进步指数在 31 个省区市中排最后，从具体数据上看，云南在健康水平下仅有 1 项出现退步，该项指标为"新冠肺炎治愈率"，但是由于该项指标下降幅度太大，下降了 43.51 个百分点，由此造成云南的健康水平进步指数在 31 个省区市中排在末位。

2021 年 31 个省区市的健康水平指数得分和进步指数见表 2-6。

表 2-6　　　　　　　　2021 年健康水平指数得分和进步指数

省区市	健康水平指数百分制得分		进步指数 （2021 年相对于 2020 年的增长百分比）
	2020 年	2021 年	
北京	91.53	92.41	0.96
天津	91.30	91.51	0.23
河北	88.59	89.47	0.99
山西	89.18	89.46	0.31
内蒙古	88.69	88.84	0.17
辽宁	89.90	89.45	-0.50
吉林	88.79	89.62	0.93
黑龙江	87.60	88.51	1.04
上海	92.68	92.54	-0.15
江苏	90.60	89.82	-0.86
浙江	91.74	91.69	-0.05
安徽	89.35	89.16	-0.21
福建	89.58	89.89	0.35
江西	89.48	89.56	0.09
山东	89.88	90.08	0.22
河南	87.93	88.19	0.30
湖北	78.12	78.45	0.42
湖南	89.15	89.22	0.08
广东	90.55	90.49	-0.07
广西	89.15	89.06	-0.10
海南	86.84	87.89	1.21
重庆	88.99	89.15	0.18
四川	88.80	89.06	0.29
贵州	85.42	85.77	0.41
云南	85.07	83.16	-2.25
西藏	80.47	79.57	-1.12
陕西	89.14	88.98	-0.18
甘肃	86.33	86.97	0.74
青海	85.21	84.88	-0.39
宁夏	87.71	88.03	0.36
新疆	85.92	86.96	1.21
全国平均值	88.23	88.37	0.16

第三章　健康中国不同领域指数分析

如前所述，"健康中国指数"包含"健康资源""健康服务""健康保障""健康环境"和"健康水平"五个分领域。五个分领域具有"内洽一致"的逻辑关联，既从不同的领域反映全国 31 个省区市的健康中国水平，又"五位一体"地整体反映健康中国建设的整体水平。本章进一步分析 31 个省区市五个不同领域的健康中国建设水平。五个领域下又有 30 项评价指标，通过对 30 项指标的计算得出 31 省区市在各个领域的指数得分及排名。

第一节　31 个省区市的健康资源分析

一　31 个省区市的健康资源指数得分及排名

31 个省区市的 2021 年健康资源指数得分排名前五位和后五位如图 3 -1 所示。

31 个省区市健康资源指数得分排在前五位的分别是浙江（89.16分）、四川（86.71 分）、西藏（85.43 分）、甘肃（82.96 分）、重庆（82.77 分）；排在后五位的分别是：黑龙江（68.09 分）、天津（70.74分）、山西（73.11 分）、吉林（73.42 分）、辽宁（74.07 分）。浙江的健康资源指数比黑龙江高 21.07 分。

2021 年 31 个省区市的健康资源指数得分和排名见表 3 -1。

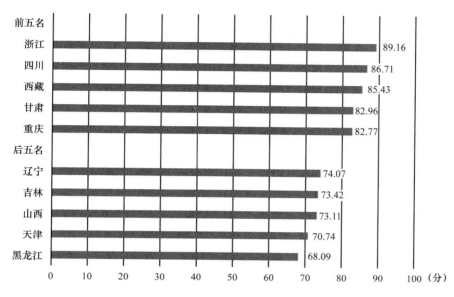

图 3 - 1 31 个省区市健康资源指数前、后五位得分排序

表 3 - 1   2021 年 31 个省区市健康资源指数得分和排名

排名	省区市	2021 年健康资源指数得分	2021 年健康资源指数百分制得分
1	浙江	62.02798151	89.16
2	四川	58.66335662	86.71
3	西藏	56.93625275	85.43
4	甘肃	53.69980469	82.96
5	重庆	53.44944920	82.77
6	北京	52.49563040	82.03
7	河南	52.48285889	82.02
8	山东	52.14089640	81.75
9	青海	50.59978566	80.53
10	贵州	50.57385365	80.51
11	江苏	49.38145798	79.56
12	河北	48.89964656	79.17
13	陕西	48.52643420	78.87
14	内蒙古	48.34467127	78.72
15	云南	48.32878956	78.70
16	湖北	48.13005179	78.54
17	江西	47.61702439	78.12

续表

排名	省区市	2021年健康资源指数得分	2021年健康资源指数百分制得分
18	上海	47.19570382	77.78
18	新疆	46.56427296	77.25
20	湖南	46.39425961	77.11
21	宁夏	46.05331612	76.83
22	广东	44.63186555	75.63
23	广西	44.60685721	75.61
24	福建	44.46328962	75.49
25	海南	43.26287922	74.47
26	安徽	42.90170064	74.15
27	辽宁	42.79941074	74.07
28	吉林	42.05367808	73.42
29	山西	41.70076134	73.11
30	天津	39.04108817	70.74
31	黑龙江	36.17236840	68.09
	全国平均值	48.06901281	78.49
	百分标准值	78.01938741	100

二　31个省区市的健康资源指数比较分析

2021年全国31个省区市的健康资源指数可分为以下三个梯队：

第一梯队为得分高于80分的省区市，共有10个省区市。包括：浙江（89.16分）、四川（86.71分）、西藏（85.43分）、甘肃（82.96分）、重庆（82.77分）、北京（82.03分）、河南（82.02分）、山东（81.75分）、青海（80.53分）、贵州（80.51分）（见图3-2）。

浙江以89.16分位居健康资源指数得分榜榜首，四川、西藏、甘肃、重庆紧随其后，得分均在80分以上。排在前五的省区市中仅有浙江属于东部地区，其余4个省区市——四川、西藏、甘肃、重庆，均属于西部地区。这说明我国西部地区的省区市由于不断加大医疗健康相关设施的投入，不断提高基础性医疗资源的覆盖范围，在近年正显现出健康资源相关的优势。如"每万人口医疗卫生机构数"，2021年西藏达到了19.77个，在全国排第一名；甘肃、四川分别达到了10.09个、10.00个，在全国排在第五、六名。再如，"每万人口医疗卫生机构床位数"，2021年四

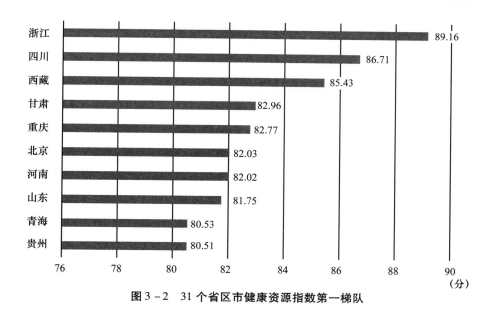

图 3-2　31 个省区市健康资源指数第一梯队

川达到了 75.43 张，重庆达到了 74.20 张，新疆达到了 73.89 张，在全国分别排在第一、二、三名。

浙江的健康资源指数得分在 31 个省区市中排第一。浙江在健康资源这一维度下，有一项指标在 31 个省区市中排第一，该指标为"人均基层医疗卫生机构诊疗人次"。浙江的这一指标具体数据为 6.12 人次/万人，该指标的第二名为上海，具体数据为 4.36 人次/万人，浙江比上海多 1.76 人次/万人；该指标的末位为黑龙江，具体数据为 1.10 人次/万人，浙江比黑龙江多 5.02 人次/万人。

2021 年 8 月 9 日，浙江省发展改革委、省卫生健康委印发了《浙江省省级医疗资源配置"十四五"规划》。截至 2020 年底，浙江共有省级医院 18 家，其中，综合医院 8 家、中医医院（含中西医结合医院）4 家、专科医院 6 家。省级医院共有核定床位 31030 张（含重症床位 621 张），卫生技术人员 41074 人，"医学高峰"建设高水平起步，重大疫情救治能力显著提升，中医药传承创新卓有成效。

浙江高度重视医疗健康资源建设。规划到 2025 年，省级医疗资源配置和布局不断优化，省级医院学科建设总体水平全国领先，公共卫生防控救治能力显著提升，中医药传承创新持续发力，优质医疗资源的高端性、引领性、前瞻性显著增强，疑难危重病例省域外转率持续降低，辐射带动医疗卫生薄弱地区能力较大提升。①

　　第二梯队为得分高于 71 分、低于或等于 80 分的省区市，共有 20 个。（见图 3－3）第二梯队前五名为：江苏（79.56 分）、河北（79.17 分）、陕西（78.87 分）、内蒙古（78.72 分）、云南（78.70 分），后五名为：安徽（74.15 分）、辽宁（74.07 分）、吉林（73.42 分）、山西（73.11 分）、天津（70.74 分）。（见图 3－4）

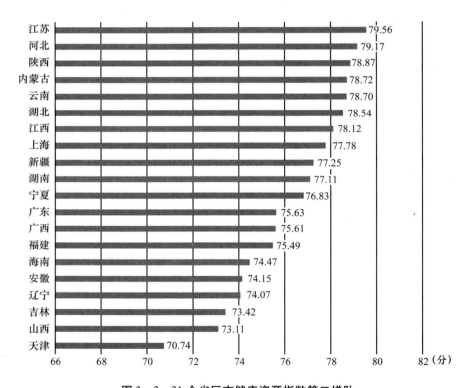

图 3－3　31 个省区市健康资源指数第二梯队

---

　　① 人民咨询，人民网人民科技官方账号：《浙江规划：省级医疗资源将这样配置!》，2021 年 8 月 9 日，https://baijiahao.baidu.com/s? id = 1707584172840539893&wfr = spider&for = pc，最后访问日期：2021 年 8 月 25 日。

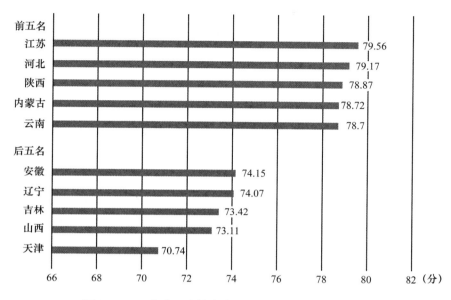

图3-4　31个省区市健康资源指数第二梯队前、后五名

　　第三梯队为得分在70分以下的省区市，仅有一个省份，该省份为黑龙江（68.09分）。

　　排在后五位的省区市中有3个属于东北地区、1个属于东部地区、1个属于中部地区。黑龙江在31个省区市中排最后，得分仅为68.09分。得分后五名的地区还包括天津、山西、吉林、辽宁。

　　造成黑龙江健康资源这一维度排在末位的原因是，黑龙江有2项指标排在末位：（1）"每万人口基层医疗卫生机构人员数"为21.42人，比第一名西藏的56.52人少35.1人；（2）"人均基层医疗卫生机构诊疗人次"为1.10人次/万人，比第一名浙江的6.12人/万人少5.02人/万人。除此之外，黑龙江还有2项指标排在20名之后，分别是"每万人口医疗卫生机构数"和"政府卫生支出占卫生总费用的比重"。

第二节　31 个省区市的健康服务分析

一　31 个省区市的健康服务指数得分排名

31 个省区市的 2021 年健康服务指数得分排名前五位和后五位如图 3 −5 所示。

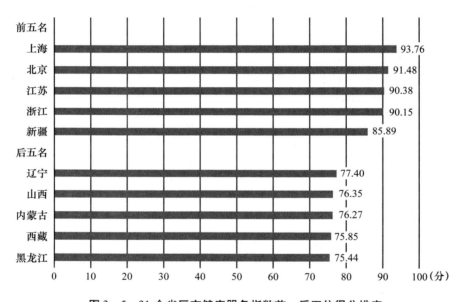

图 3 − 5　31 个省区市健康服务指数前、后五位得分排序

31 个省区市健康服务指数得分排在前五位的分别是上海（93.76分）、北京（91.48 分）、江苏（90.38 分）、浙江（90.15 分）、新疆（85.89 分）；排在后五位的分别是：黑龙江（75.44 分）、西藏（75.85分）、内蒙古（76.27 分）、山西（76.35 分）、辽宁（77.40 分）。上海比辽宁高 16.36 分。

2021 年 31 个省区市的健康服务指数得分和排名见表 3 −2。

表 3 - 2　　　　　2021 年 31 个省区市健康服务指数得分排名

排名	省区市	2021 年健康服务指数得分	2021 年健康服务指数百分制得分
1	上海	10.76499198	93.76
2	北京	10.24725881	91.48
3	江苏	10.00320933	90.38
4	浙江	9.950867310	90.15
5	新疆	9.033118121	85.89
6	湖北	8.615421888	83.88
7	四川	8.540275783	83.51
8	广东	8.494154407	83.29
9	天津	8.400543650	82.83
10	广西	8.379270187	82.72
11	河南	8.290587466	82.28
12	重庆	8.153035955	81.60
13	宁夏	8.103047333	81.35
14	福建	7.970399146	80.68
15	湖南	7.963980889	80.64
16	安徽	7.884556258	80.24
17	甘肃	7.847888906	80.05
18	山东	7.805147930	79.84
18	河北	7.748433293	79.55
20	云南	7.710127249	79.35
21	江西	7.699480349	79.29
22	陕西	7.649385340	79.04
23	青海	7.632109886	78.95
24	吉林	7.582381710	78.69
25	海南	7.568914510	78.62
26	贵州	7.510881151	78.32
27	辽宁	7.336754621	77.40
28	山西	7.138470081	76.35
29	内蒙古	7.124011064	76.27
30	西藏	7.045286232	75.85
31	黑龙江	6.969301004	75.44
	全国平均值	8.166557802	81.66
	百分标准值	12.24553175	100

二 31 个省区市的健康服务指数比较分析

2021 年全国 31 个省区市的健康服务指数可分为以下三个梯队。

第一梯队为得分高于 90 分的省区市，有 4 个：上海（93.76 分）、北京（91.48 分）、江苏（90.38 分）、浙江（90.15 分）。（见图 3 - 6）

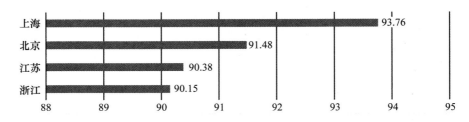

图 3 - 6 31 个省区市健康服务指数第一梯队

上海以 93.76 分位居健康中国服务指数得分榜榜首，北京、江苏、浙江、新疆紧随其后，得分均在 85 分以上。除新疆属西部地区外，健康服务前四位的省区市均属东部地区，且得分均超过 90 分，足以说明我国东部地区在健康服务这一方面有明显优势。

上海在健康服务方面，主要优势是服务的效率突出。"公立和民营医院病床使用率"这一指标在全国 31 个省区市中排在第一位，上海的公立和民营医院病床使用率为 96.2%。排在第二位的省区市为湖北，湖北的数据为 92.3%，上海比湖北高 3.9 个百分点；该指标排最后一位的是西藏，西藏的数据为 64.8%，上海比西藏高 31.4 个百分点。这也充分展示了上海作为全球的一个超大城市，其医院健康服务的一流水平。

上海医疗健康服务的领先水平，还与上海不断深化医院健康服务的政策相关。"2020 年以来，上海主要通过三点做法解决健康服务相关问题：一是管理模式改革，加强市级医院支撑，市里统筹，区政府牵头，主要是做实医联体理事会办公室，对重点任务项目化推进、清单化管理；二是强化分级诊疗基础，一方面是加强影像、临检、心电、超声等医疗设备的硬件中心建设，开展远程诊疗服务，另一方面是对社区和区域医疗中心的医生赋能，通过培训、教育等提升人员能力水平；三是通过医保支付方式改革，以整个区作为综合支付对象来推进支持分级诊疗，主要以按病种付费、按人头付费为重点，既有正面清单也有负面清单，提升医疗机构的内涵建设。"①

第二梯队为得分高于80分、低于或等于90分的省区市，共有13个，包括：新疆（85.89分）、湖北（83.88分）、四川（83.51分）、广东（83.29分）、天津（82.83分）、广西（82.72分）、河南（82.28分）、重庆（81.60分）、宁夏（81.35分）、福建（80.68分）、湖南（80.64分）、安徽（80.24分）、甘肃（80.05分）。（见图3-7）

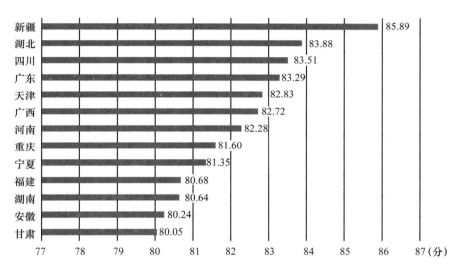

图3-7　31个省区市健康服务指数第二梯队

第三梯队为得分在80分以下的省区市，共有14个。（见图3-8）

第三梯队中，得分排在前五的有：山东（79.84分）、河北（79.55分）、云南（79.35分）、江西（79.29分）、陕西（79.04分）；排在后五位的有：黑龙江（75.44分）、西藏（75.85分）、内蒙古（76.27分）、山西（76.35分）、辽宁（77.40分）。（见图3-9）

① 读创，深圳商报官方账号：《上海卫健委：如何打通健康服务"最后一公里"》，2021年7月26日，https：//baijiahao.baidu.com/s? id = 1706336109262946203&wfr = spider&for = pc，最后访问日期：2021年8月25日。

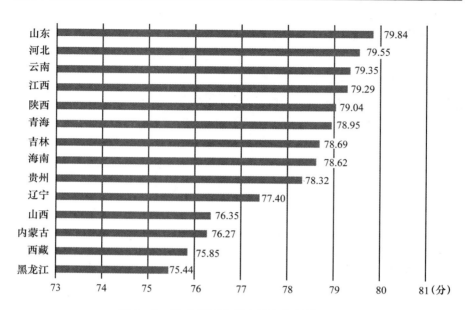

图 3-8　31 个省区市健康服务指数第三梯队

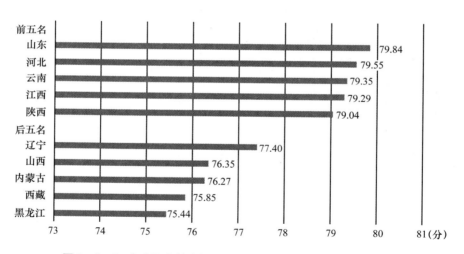

图 3-9　31 个省区市健康服务指数第三梯队前、后五位得分排序

黑龙江在 31 个省区市中排最后。主要原因：一是黑龙江在健康服务领域有 1 个指标排在末位，即"每万人口医疗卫生机构健康检查人数"。黑龙江的每万人口医疗卫生机构健康检查人数为 1722.40 人，与该指标排第一的新疆相比，少了 4851.44 人；该指标 31 省区市的平均值为

3170.52人，黑龙江距平均值还差1448.12人。二是黑龙江有3项指标排在后10位，分别是"每万人口全科医生数""公立和民营医院病床使用率"和"每万人口家庭卫生服务人次数"。

第三节　31个省区市的健康保障分析

一　31个省区市的健康保障指数得分排名

31个省区市的2021年健康保障指数得分排名前五位和后五位如图3-10所示。

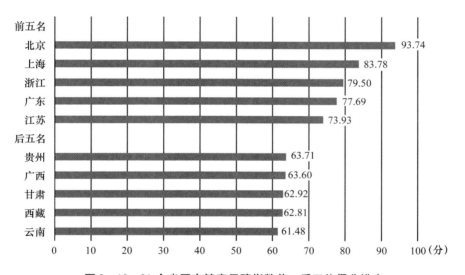

图3-10　31个省区市健康保障指数前、后五位得分排序

31个省区市健康资源指数得分排在前五位的分别是北京（93.74分）、上海（83.78分）、浙江（79.50分）、广东（77.69分）、江苏（73.93分）；排在后五位的分别是：云南（61.48分）、西藏（62.81分）、甘肃（62.92分）、广西（63.60分）、贵州（63.71分）。北京比云南高32.26分。

31个省区市的2021年健康保障指数的具体得分排名见表3-3。

表 3 - 3   2021 年 31 个省区市健康保障指数得分排名

排名	省区市	2021 年健康保障指数得分	2021 年健康保障指数百分制得分
1	北京	14.52834998	93.74
2	上海	11.60389754	83.78
3	浙江	10.44994585	79.50
4	广东	9.979863044	77.69
5	江苏	9.035755395	73.93
6	天津	8.951597560	73.58
7	重庆	8.453121700	71.50
8	海南	8.207304949	70.46
9	辽宁	8.169933695	70.30
10	新疆	7.984559441	69.49
11	福建	7.897127010	69.11
12	宁夏	7.655305261	68.05
13	吉林	7.628411880	67.93
14	山东	7.591895875	67.76
15	山西	7.489704643	67.31
16	四川	7.481470586	67.27
17	湖北	7.471268219	67.22
18	陕西	7.371332820	66.77
18	黑龙江	7.349494707	66.67
20	青海	7.252457670	66.23
21	内蒙古	7.191096609	65.95
22	湖南	7.051633625	65.31
23	江西	6.896913855	64.59
24	河北	6.869505829	64.46
25	安徽	6.844127297	64.34
26	河南	6.797248167	64.12
27	贵州	6.711649197	63.71
28	广西	6.686839403	63.60
29	甘肃	6.545223538	62.92
30	西藏	6.522209461	62.81
31	云南	6.248330617	61.48
全国平均值		7.965083078	69.41
百分标准值		16.53311919	100

二　31 个省区市的健康保障指数比较分析

2021 年全国 31 个省区市的健康保障指数可分为以下三个梯队。

第一梯队为得分在 90 分以上的省区市，只有北京市，得分为 93.74 分。

第二梯队为得分高于 80 分、低于或等于 90 分的省区市，只有一个上海市，得分为 83.78 分。

第三梯队为得分高于 70 分、低于或等于 80 分的省区市，共有 7 个省区市，包括：浙江（79.50 分）、广东（77.69 分）、江苏（73.93 分）、天津（73.58 分）、重庆（71.50 分）、海南（70.46 分）、辽宁（70.30 分）。（见图 3 - 11）

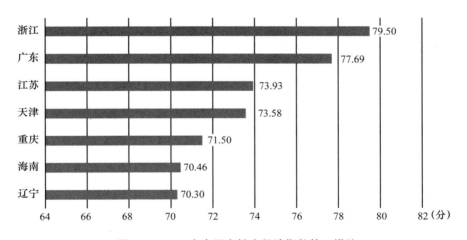

图 3 - 11　31 个省区市健康保障指数第三梯队

北京以 93.74 分位居健康保障指数得分榜榜首。北京是 31 个省区市中唯一一个健康保障指数得分超过 90 分的省区市，第二名的上海得分为 83.78 分，北京超出第二名的上海 10 分左右。也正因为北京在五个领域的指标不同程度地超越上海，所以北京才从 2019 年的全国第四反超上海，成为全国第一。第三位至第五位为浙江、广东、江苏，得分均在 70 分以上。健康保障前五位的省区市均属于东部地区，可以看出东部地区的健康保障有关工作更加完善，健康保障水平相较其他地区较高。

　　第四梯队为得分在 70 分及以下的省区市，共有 22 个省区市。其中新疆（69.49 分）、福建（69.11 分）、宁夏（68.05 分）、吉林（67.93 分）、山东（67.76 分）、山西（67.31 分）、四川（67.27 分）、湖北（67.22 分）、陕西（66.77 分）、黑龙江（66.67 分）、青海（66.23 分）、内蒙古（65.95 分）、湖南（65.31 分）、江西（64.59 分）、河北（64.46 分）、安徽（64.34 分）、河南（64.12 分）、贵州（63.71 分）、广西（63.60 分）、甘肃（62.92 分）、西藏（62.81 分）、云南（61.48 分）。（见图 3 – 12）

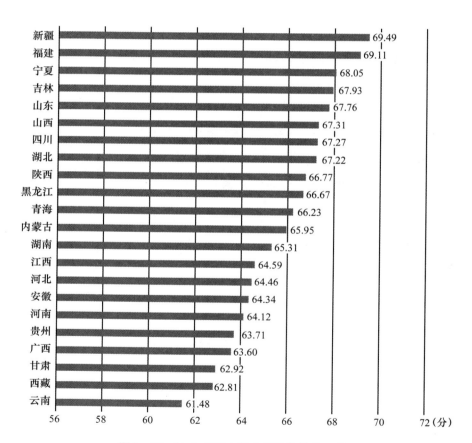

图 3 – 12　31 个省区市健康保障指数第四梯队

2020 年全国基本医保参保人数 13.6 亿人，参保率稳定在 95% 以上，我国建立起世界上规模最大的基本医疗保障网。为全面保障国民健康，推动"健康中国"建设，我国医疗保障制度还在不断地完善。2020 年 2 月，中共中央、国务院印发了《关于深化医疗保障制度改革的意见》，提出全面建成以基本医疗保险为主体，医疗救助为托底，补充医疗保险、商业健康保险、慈善捐赠、医疗互助共同发展的多层次医疗保障制度体系。[①]

从"基本医疗保险参保人数占人口的比重"来看，低于全国参保率 95% 水平的省区市有 15 个，其中低于 90% 参保率的有 6 个省区市：辽宁（89.49%）、山西（87.59%）、内蒙古（85.76%）、上海（77.80%）、黑龙江（75.64%）、天津（72.79%），导致健康保障得分在 70 分以下的有 22 个省区市。

第四节　31 个省区市的健康环境分析

一　31 个省区市的健康环境指数得分排名

31 个省区市的 2021 年健康环境指数得分排名前五位和后五位如图 3 - 13 所示。

31 个省区市健康环境指数得分排在前五位的分别是北京（91.79 分）、广东（91.63 分）、江苏（91.25 分）、浙江（89.87 分）、山东（89.70 分）；排在后五位的分别是：重庆（83.51 分）、内蒙古（83.30 分）、青海（82.69 分）、吉林（82.44 分）、西藏（82.13 分）。北京比西藏高 9.66 分。

31 个省区市的 2021 年健康环境指数的得分排名见表 3 - 4。

---

① 财报网：《轻松保严选布局普惠健康保障领域取得重要突破，"北京普惠健康保"上线》，2021 年 8 月 17 日，https://finance.ifeng.com/c/88mOT1i9Psx，最后访问日期：2021 年 8 月 25 日。

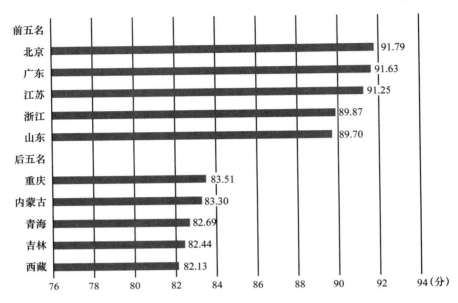

图 3 - 13　31 个省区市健康环境指数前、后五位得分排序

表 3 - 4　　　　　2021 年 31 个省区市健康环境指数得分排名

排名	省区市	2021 年健康环境指数得分	2021 年健康环境指数百分制得分
1	北京	25.96019302	91.79
2	广东	25.86745886	91.63
3	江苏	25.65465006	91.25
4	浙江	24.88633354	89.87
5	山东	24.79297408	89.70
6	湖南	24.60060859	89.36
7	福建	24.37465093	88.94
8	四川	23.93146872	88.13
9	安徽	23.89305163	88.06
10	河南	23.70641825	87.72
11	河北	23.68992899	87.69
12	海南	23.49065999	87.32
13	江西	23.38486067	87.12
14	陕西	23.20903205	86.79
15	广西	23.20846988	86.79
16	辽宁	23.19161573	86.76

续表

排名	省区市	2021 年健康环境指数得分	2021 年健康环境指数百分制得分
17	湖北	23.08868007	86.57
18	云南	22.88993307	86.19
18	上海	22.65205063	85.74
20	山西	22.57978132	85.61
21	天津	22.53894381	85.53
22	甘肃	22.02133157	84.54
23	贵州	21.89083832	84.29
24	新疆	21.83858634	84.19
25	黑龙江	21.82521929	84.16
26	宁夏	21.79274798	84.10
27	重庆	21.48709157	83.51
28	内蒙古	21.37932748	83.30
29	青海	21.06664388	82.69
30	吉林	20.93988622	82.44
31	西藏	20.78371200	82.13
	全国平均值	23.11668222	86.62
	百分标准值	30.81085463	100

二　31 个省区市的健康环境指数比较分析

2021 年全国 31 个省区市的健康环境指数可分为以下三个梯队。

第一梯队为得分在 90 分以上的省区市，共有 3 个省区市。包括：北京（91.79 分）、广东（91.63 分）、江苏（91.25 分）。（见图 3-14）

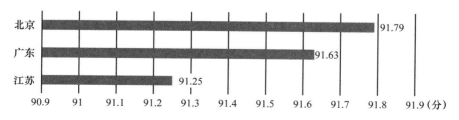

图 3-14　31 个省区市健康环境指数第一梯队

北京以 91.79 分位居健康中国环境指数得分榜榜首，处于第二、第三位的广东和江苏得分也超过了 90 分，浙江、山东紧随其后。健康环境指数得分前五位的省区市均属于东部地区。

西藏在 31 个省区市中排最后，得分为 82.13 分。全国 31 个省区市得分均在 80 分以上。第一位北京和最后一位西藏的分差仅为 9.66 分。可以看出我国的健康环境发展水平较为均衡，虽然区域差异仍然存在，但是差异正在逐步缩小，不是特别明显。

北京在健康环境领域有 3 项指标居于榜首，分别是"建成区绿化覆盖率""生活垃圾无害化处理率"和"人均废气中污染物排放量"。北京的"建成区绿化覆盖率"为 48.5%，比最后一位青海的 35.2% 高出 13.3个百分点；北京的"生活垃圾无害化处理率"达到了 100%，除北京外，还有 13 个省区市达到了 100%。重庆的"生活垃圾无害化处理率"仅为88.8%，在 31 个省区市中排在最后，距 100% 的"生活垃圾无害化处理率"差 11.2 个百分点。

不仅如此，北京还加强生活饮用水卫生检测。北京于 2020 年制定并实施《2020 年北京市生活饮用水卫生监测工作方案》，"进一步推进全市生活饮用水卫生监测工作，完善北京市现有的饮用水卫生监测网络，全面适时有效地开展饮用水安全风险评估，及时发现饮水卫生安全隐患，为政府决策和保障生活饮用水卫生安全提供技术支撑，有效防范因生活饮用水污染引发的传染病和中毒事件，保障广大人民群众饮用水安全"[①]。

第二梯队为得分高于 80 分、低于或等于 90 分的省区市，共有 28 个省区市，其中：浙江（89.87 分）、山东（89.70 分）、湖南（89.36 分）、福建（88.94 分）、四川（88.13 分）、安徽（88.06 分）、河南（87.72分）、河北（87.69 分）、海南（87.32 分）、江西（87.12 分）、陕西（86.79 分）、广西（86.79 分）、辽宁（86.76 分）、湖北（86.57 分）、云南（86.19 分）、上海（85.74 分）、山西（85.61 分）、天津（85.53分）、甘肃（84.54 分）、贵州（84.29 分）、新疆（84.19 分）、黑龙江（84.16 分）、宁夏（84.10 分）、重庆（83.51 分）、内蒙古（83.30 分）、青海（82.69 分）、吉林（82.44 分）、西藏（82.13 分）。（见图 3-15）

---

① 北京市卫生健康委：《北京市卫生健康委员会关于印发 2020 年北京市环境健康危害因素监测工作方案的通知》，2021 年 7 月 29 日，http://wjw.beijing.gov.cn/zwgk_20040/zxgk/202007/t20200729_1964296.html，最后访问日期：2021 年 8 月 25 日。

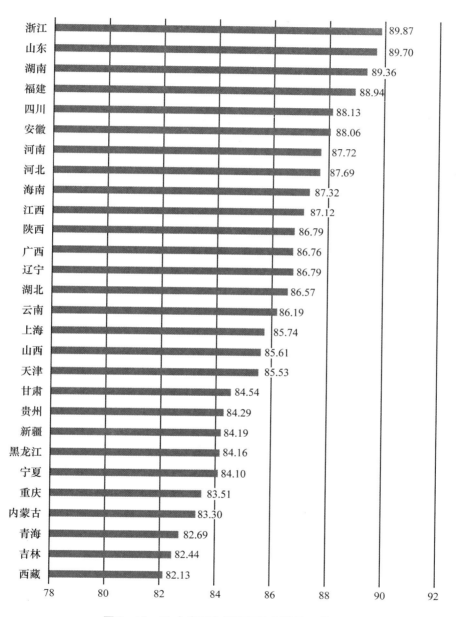

图 3-15 31 个省区市健康环境指数第二梯队

从排名表明：西部地区的健康环境建设仍然较为落后。如"建成区绿化覆盖率"，排在最后3位的是青海（35.2%）、甘肃（36.0%）、黑龙江（36.4%），青海与排在第一名的北京（48.5%）相比，低13.3个百分点。"生活垃圾无害化处理率"东部地区都达到了100%，但是西部地区的重庆只有88.8%。贵州、青海、新疆分别为96.6%、96.3%、96.3%；"人均废气中污染物排放量"，东部地区的北京、上海、天津、广东等，一般在0.01吨，但是西藏达到了0.05吨，山西、青海达到了0.06吨，新疆达到了0.07吨，宁夏达到了0.10吨、内蒙古达到了0.11吨。显然，西部地区的健康环境治理还要加大投入，对标整治。

第五节　31个省区市的健康水平分析

一　31个省区市的健康水平指数得分排名

31个省区市的2021年健康中国水平指数得分排名前五位和后五位如图3-16所示。

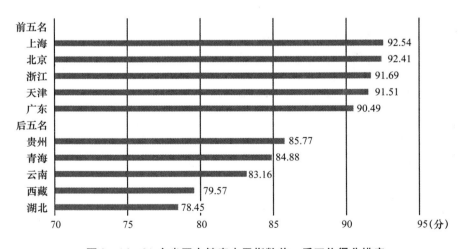

图3-16　31个省区市健康水平指数前、后五位得分排序

31个省区市健康水平指数得分排在前五位的分别是上海（92.54分）、北京（92.41分）、浙江（91.69分）、天津（91.51分）、广东

（90.49 分）；排在后五位的分别是：湖北（78.45 分）、西藏（79.57 分）、云南（83.16 分）、青海（84.88 分）、贵州（85.77 分）。上海比西藏和湖北分别高 12.97 分和 14.09 分。

31 个省区市 2021 年的健康水平指数得分排名见表 3－5。

表 3－5　　　　　　2021 年 31 个省区市健康水平指数得分排名

排名	省区市	2021 年健康水平指数得分	2021 年健康水平指数百分制得分
1	上海	20.19791091	92.54
2	北京	20.14123470	92.41
3	浙江	19.82713597	91.69
4	天津	19.74971032	91.51
5	广东	19.31029880	90.49
6	山东	19.13505986	90.08
7	福建	19.05771617	89.89
8	江苏	19.02593429	89.82
9	吉林	18.94329848	89.62
10	江西	18.91738087	89.56
11	河北	18.87975516	89.47
12	山西	18.87489083	89.46
13	辽宁	18.87164915	89.45
14	湖南	18.77351159	89.22
15	安徽	18.74631414	89.16
16	重庆	18.74521058	89.15
17	四川	18.70704580	89.06
17	广西	18.70461420	89.06
18	陕西	18.67229769	88.98
20	内蒙古	18.61282027	88.84
21	黑龙江	18.47606973	88.51
22	河南	18.34093010	88.19
23	宁夏	18.27505682	88.03
24	海南	18.21580842	87.89
25	甘肃	17.83948118	86.97
26	新疆	17.83500075	86.96
27	贵州	17.34919924	85.77
28	青海	16.99206517	84.88

续表

排名	省区市	2021 年健康水平指数得分	2021 年健康水平指数百分制得分
29	云南	16. 31006349	83. 16
30	西藏	14. 93094594	79. 57
31	湖北	14. 51559815	78. 45
全国平均值		18. 41851642	88. 37
百分标准值		23. 58379456	100

二　31 个省区市的健康水平指数比较分析

2021 年全国 31 个省区市的健康水平指数可分为以下三个梯队。

第一梯队为得分在 90 分以上的省区市，共有 6 个省区市，其中：上海（92.54 分）、北京（92.41 分）、浙江（91.69 分）、天津（91.51分）、广东（90.49 分）、山东（90.08 分）。（见图 3 - 17）

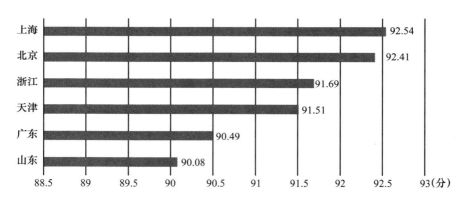

图 3 - 17　31 个省区市健康水平指数第一梯队

上海以 92.54 分位居健康中国水平指数得分榜榜首，前五位的其他几个省区市分别是北京、浙江、天津、广东，得分均在 90 分以上，且均属于我国东部地区。

上海在健康水平这一领域有一项指标居于榜首，该指标为"预期寿命"，联合国教科文组织近几年的《人类发展报告》，都把"预期寿命"作为衡量"人类发展"的核心指标。上海的"预期寿命"为 80.26 岁。

从侧面折射出上海经济社会发展和医疗卫生服务已进入较高的水平。最后一名是西藏，西藏的"预期寿命"仅为 68.17 岁，上海比西藏高 12.09 岁，比青海的 69.96 岁、云南的 69.54 岁分别高 10.3 岁、10.72 岁，预期寿命提高 0.5—1 岁，一般要花 5—10 年时间，上海与西藏预期寿命的差距，也反映了上海与西部地区经济社会发展的巨大差距。

2021 年 6 月 17 日，最新出台的《关于深入推进爱国卫生运动的实施意见》（以下简称《实施意见》）中提出，到 2025 年，上海人均预期寿命继续保持发达国家水平，人均健康预期寿命 ≥71 岁；居民健康素养水平超过 36%，成人吸烟率降至 19% 以下；经常参加体育锻炼的人数达 45% 以上，人均体育场地面积达 2.6 平方米，市民体质达标率不低于 96%；环境空气质量优良率稳定在 85% 左右，生活垃圾回收利用率达 45% 以上，农村生活污水处理率达 90% 以上，病媒生物密度控制水平达到国家标准 C 级以上。[①]

2021 年，上海又进一步提出了"健康预期寿命"的指标。适应了全民健康时代的新需求。"平均预期寿命"是利用统计学的寿命表达法，根据死亡率测算出婴儿出生时所存在的概率，进一步用以说明群体健康状况的一项指标，健康预期寿命则是指一个人在完全健康状态下生存的平均年数，其依据是人口的死亡率和普遍健康状况。《世界卫生统计（2018）》数据基于 2016 年中国婴儿出生时的健康预期寿命为 68.7 岁，美国为 68.5 岁，中国超过了美国。

第二梯队为得分高于 80 分、低于或等于 90 分的省区市，共有 23 个省区市，其中：福建（89.89 分）、江苏（89.82 分）、吉林（89.62 分）、江西（89.56 分）、河北（89.47 分）、山西（89.46 分）、辽宁（89.45 分）、湖南（89.22 分）、安徽（89.16 分）、重庆（89.15 分）、四川（89.06 分）、广西（89.06 分）、陕西（88.98 分）、内蒙古（88.84 分）、黑龙江（88.51 分）、河南（88.19 分）、宁夏（88.03 分）、海南（87.89 分）、甘肃（86.97 分）、新疆（86.96 分）、贵州（85.77 分）、青海

---

① 《上海：到 2025 年居民健康素养水平将超过 36%》，2020 年 6 月 17 日，https：//baijia-hao.baidu.com/s？id=1702808972347389882&wfr=spider&for=pc，最后访问日期：2020 年 8 月 25 日。

（84.88 分）、云南（83.16 分）。（见图 3－18）

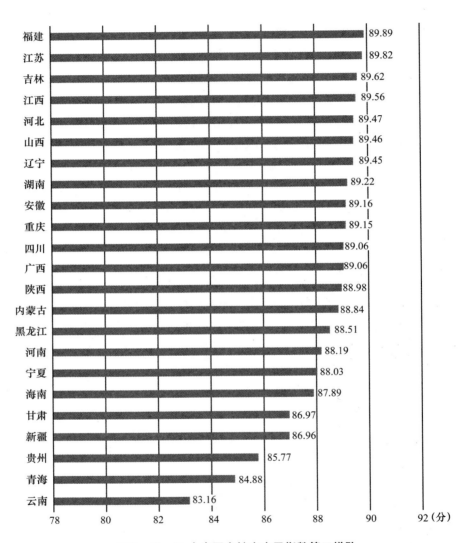

图 3－18　31 个省区市健康水平指数第二梯队

第三梯队为得分高于 70 分，低于或等于 80 分的省区市，有 2 个省区市，其中：西藏（79.57 分）、湖北（78.45 分）。（见图 3－19）

处于健康水平指数得分最后一位的省区市是湖北。湖北健康水平领域排末位，原因是湖北在此领域有 2 项指标排在最后，分别是"新冠肺

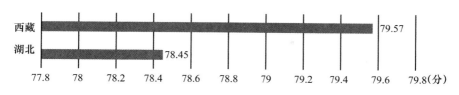

图 3-19　31 个省区市健康水平指数第三梯队

炎感染率"和"新冠肺炎死亡率"。除此之外，湖北的"死亡率"和
"新冠肺炎治愈率"两项指标也在 31 个省区市中排后五位。原因在于湖
北是 2020 年受新冠肺炎疫情影响最严重的省份，所以，湖北的健康水平
得分和排名在 31 个省区市中较为靠后。

第四章　东部地区健康中国建设分析

　　东部地区包括河北省、北京市、天津市、山东省、江苏省、上海市、浙江省、福建省、广东省、海南省，是中国经济和社会发展水平较高的区域。东部地区认真贯彻落实健康中国行动，加强顶层设计，制定《关于推进健康东部地区健康行动的实施意见》和《健康东部地区行动（2021—2030）》，由东部地区各省健康促进委员会统筹推进，分阶段、分步骤组织实施。

第一节　东部地区健康中国综合指数

一　东部地区健康中国综合指数得分排序

　　根据计算结果，东部地区健康中国综合指数得分排名前三位的是：北京（91.45 分）、上海（87.72 分）、浙江（87.12 分）；排名后三位的是：福建（79.77 分）、海南（78.92 分）、河北（78.19 分），排名第一的北京比排名最后的河北高 13.26 分。（见图 4 - 1）

二　东部地区健康中国综合指数分析

　　根据计算结果，东部地区中，北京（91.45 分）、上海（87.72 分）、浙江（87.12 分）、江苏（84.38 分）、广东（83.54 分）、天津（80.99 分）、山东（79.93 分）、福建（79.77 分）高于全国平均值（79.75 分），海南（78.92 分）、河北（78.19 分）分别低于全国平均值 0.83 分、1.56 分。（见表 4 - 1）

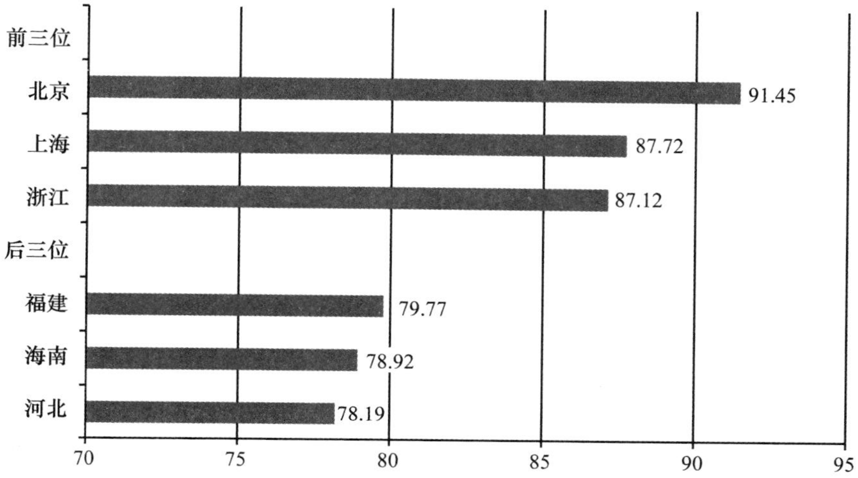

图 4－1　东部地区健康中国综合指数前、后三位比较

表 4－1　东部地区健康中国综合指数得分和排名

排名	省市	健康中国综合指数各维度的百分制得分					2021 年健康中国指数百分制得分
		健康资源	健康服务	健康保障	健康环境	健康水平	
1	北京	82.03	91.48	93.74	91.79	92.41	91.45
2	上海	77.78	93.76	83.78	85.74	92.54	87.72
3	浙江	89.16	90.15	79.5	89.87	91.69	87.12
4	江苏	79.56	90.38	73.93	91.25	89.82	84.38
5	广东	75.63	83.29	77.69	91.63	90.49	83.54
6	天津	70.74	82.83	73.58	85.53	91.51	80.99
7	山东	81.75	79.84	67.76	89.7	90.08	79.93
8	福建	75.49	80.68	69.11	88.94	89.89	79.77
9	海南	74.47	78.62	70.46	87.32	87.89	78.92
10	河北	79.17	79.55	64.46	87.69	89.47	78.19
	全国平均值	78.49	81.66	69.41	86.62	88.37	79.75

第二节　东部地区健康中国建设分指数

一　东部地区健康资源指数

（一）东部地区健康资源得分排序

根据计算结果，东部地区健康资源得分排名前三位的是：浙江（89.16分）、北京（82.03分）、山东（81.75分）；排名后三位的是：福建（75.49分）、海南（74.47分）、天津（70.74分），排名第一的浙江比排名最后的天津高18.42分。（见图4-2）

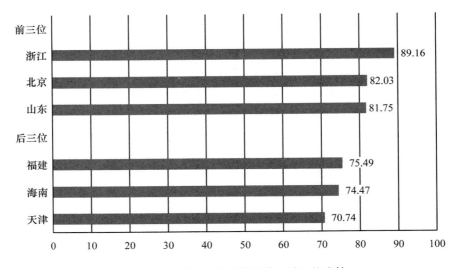

图4-2　东部地区健康资源前、后三位比较

根据计算结果，东部地区中，浙江（89.16分）、北京（82.03分）、山东（81.75分）、江苏（79.56分）、河北（79.17分）高于全国平均值（78.49分），上海（77.78分）、广东（75.63分）、福建（75.49分）、海南（74.47分）、天津（70.74分）低于全国平均值。（见表4-2）

表 4 - 2	东部地区健康资源	
排名	省市	健康资源指数百分制得分
1	浙江	89.16
2	北京	82.03
3	山东	81.75
4	江苏	79.56
5	河北	79.17
6	上海	77.78
7	广东	75.63
8	福建	75.49
9	海南	74.47
10	天津	70.74
	全国平均值	78.49

（二）东部地区健康资源若干指标分析

健康资源领域共有 7 个指标，这里分析其中 5 个指标的排名。

1. 每万人口医疗卫生机构数

根据统计数据，东部地区每万人口医疗卫生机构数排名前三位的是：河北（11.15 个）、山东（8.3 个）、福建（6.99 个）；排名后三位的是：江苏（4.31 个）、天津（3.82 个）、上海（2.31 个），排名第一的河北比排名最后的上海多出 8.84 个。（见表 4 - 3、图 4 - 3）

表 4 - 3	东部地区每万人口医疗卫生机构数	
排名	省区市	每万人口医疗卫生机构数（个）
1	河　北	11.15
2	山　东	8.30
3	福　建	6.99
4	浙　江	5.83
5	海　南	5.73
6	北　京	4.80
7	广　东	4.68
8	江　苏	4.31
9	天　津	3.82
10	上　海	2.31

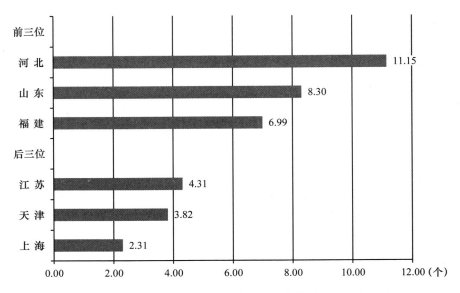

图 4 - 3　东部地区每万人口医疗卫生机构数前、后三位比较

2. 每万人口医疗卫生机构床位数

根据统计数据，东部地区每万人口医疗卫生机构床位数排名前三位的是：江苏（63.94 张）、山东（62.53 张）、上海（60.32 张）；排名后三位的是：福建（50.90 张）、广东（47.32 张）、天津（43.70 张），排名第一的江苏比排名最后的天津多出 20.24 张。（见表 4 - 4、图 4 - 4）

表 4 - 4　　　　　　东部地区每万人口医疗卫生机构床位数

排名	省区市	每万人口医疗卫生机构床位数（张）
1	江　苏	63.94
2	山　东	62.53
3	上　海	60.32
4	浙　江	59.86
5	北　京	59.32
6	河　北	56.65
7	海　南	52.66
8	福　建	50.90
9	广　东	47.32
10	天　津	43.70

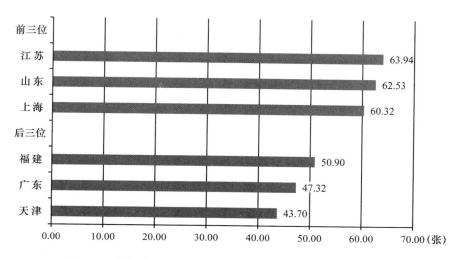

图4-4　东部地区每万人口医疗卫生机构床位数前、后三位比较

3. 每万人口基层医疗卫生机构人员数

根据统计数据，东部地区每万人口基层医疗卫生机构人员数排名前三位的是：北京（38.80人）、山东（34.68人）、江苏（33.85人）；排名后三位的是：上海（27.52人）、广东（25.30人）、天津（22.52人），排名第一的北京比排名最后的天津多出16.28人。（见图4-5、表4-5）

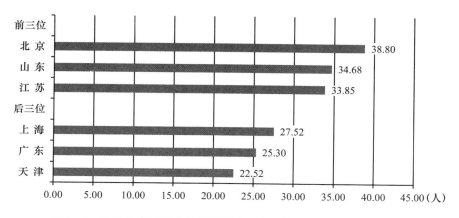

图4-5　东部地区每万人口基层医疗卫生机构人员数前、后三位比较

表4-5　　　　　　　东部地区每万人口基层医疗卫生机构人员数

排名	省市	每万人口基层医疗卫生机构人员数（人）
1	北　京	38.80
2	山　东	34.68
3	江　苏	33.85
4	浙　江	32.08
5	福　建	29.60
6	河　北	29.07
7	海　南	28.45
8	上　海	27.52
9	广　东	25.30
10	天　津	22.52

4. 人均基层医疗卫生机构诊疗人次

根据统计数据，东部地区人均基层医疗卫生机构诊疗人次排名前三位的是：浙江（6.12人次/万人）、上海（4.36人次/万人）、江苏（3.97人次/万人）；排名后三位的是：福建（3.25人次/万人）、天津（3.09人次/万人）、海南（2.90人次/万人），排名第一的浙江比排名最后的海南多3.22人次/万人。（见图4-6、表4-6）

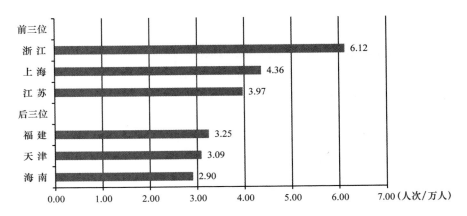

图4-6　东部地区人均基层医疗卫生机构诊疗人次前、后三位比较

表4-6 东部地区人均基层医疗卫生机构诊疗人次

排名	省区市	人均基层医疗卫生机构诊疗人次（人次/万人）
1	浙 江	6.12
2	上 海	4.36
3	江 苏	3.97
4	北 京	3.96
5	山 东	3.94
6	广 东	3.80
7	河 北	3.33
8	福 建	3.25
9	天 津	3.09
10	海 南	2.90

5. 政府卫生支出占卫生总费用的比重

根据统计数据，东部地区政府卫生支出占卫生总费用的比重排名前三位的是：海南（36.67%）、福建（28.86%）、广东（27.62%）；排名后三位的是：上海（22.07%）、江苏（21.54%）、浙江（20.53%），排名第一的海南比排名最后的浙江高16.14个百分点。（见图4-7、表4-7）

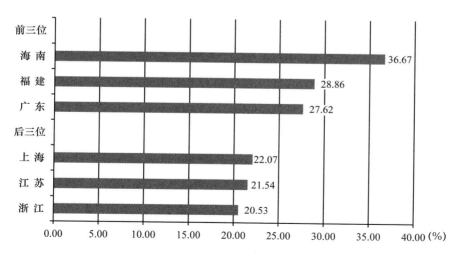

图4-7 东部地区政府卫生支出占卫生总费用的比重前、后三位比较

表 4 - 7   东部地区政府卫生支出占卫生总费用的比重

排名	省区市	政府卫生支出占卫生总费用的比重（%）
1	海　南	36.67
2	福　建	28.86
3	广　东	27.62
4	河　北	26.24
5	天　津	24.34
6	北　京	23.19
7	山　东	22.15
8	上　海	22.07
9	江　苏	21.54
10	浙　江	20.53

二　东部地区健康服务指数

（一）东部地区健康服务得分排序

根据计算结果，东部地区健康服务得分排名前三位的是：上海（93.76 分）、北京（91.48 分）、江苏（90.38 分）；排名后三位的是：山东（79.84 分）、河北（79.55 分）、海南（78.62 分），排名第一的上海比排名最后的海南高 15.14 分。（见图 4 - 8）

根据计算结果，东部地区中，上海（93.76 分）、北京（91.48 分）、江苏（90.38 分）、浙江（90.15 分）、广东（83.29 分）、天津（82.83 分）高于全国平均值（81.66 分），福建（80.68 分）、山东（79.84 分）、河北（79.55 分）、海南（78.62 分）低于全国平均值。（见表 4 - 8）

表 4 - 8   东部地区健康服务

排名	省区市	健康服务指数百分制得分
1	上海	93.76
2	北京	91.48
3	江苏	90.38
4	浙江	90.15
5	广东	83.29
6	天津	82.83

续表

排名	省区市	健康服务指数百分制得分
7	福建	80.68
8	山东	79.84
9	河北	79.55
10	海南	78.62
	全国平均值	81.66

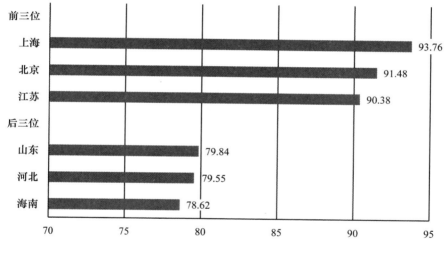

图 4－8　东部地区健康服务前、后三位比较

（二）东部地区健康服务若干指标分析

健康服务共有 7 个指标，这里分析其中 4 个指标的排名。

1. 卫生健康支出占 GDP 比重

根据统计数据，东部地区每万人卫生健康支出占 GDP 比重排名前三位的是：海南（3.20%）、河北（1.98%）、北京（1.51%）；排名后三位的是：浙江（1.18%）、福建（1.10%）、江苏（0.91%），排名第一的海南比排名最后的江苏多出 2.29 个百分点。（见图 4－9、表 4－9）

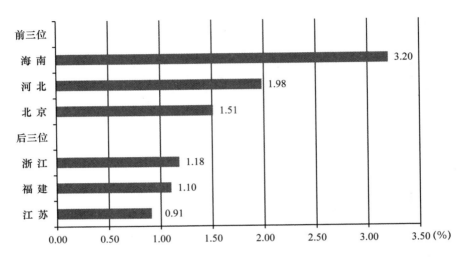

图 4 - 9　东部地区每万人卫生健康支出占 GDP 比重前、后三位比较

表 4 - 9　　　　　东部地区每万人卫生健康支出占 GDP 比重

排名	省区市	卫生健康支出占 GDP 比重（%）
1	海　南	3.20
2	河　北	1.98
3	北　京	1.51
4	广　东	1.47
5	天　津	1.40
6	上　海	1.29
7	山　东	1.28
8	浙　江	1.18
9	福　建	1.10
10	江　苏	0.91

2. 人均卫生费用（元）

根据统计数据，东部地区人均卫生费用排名前三位的是：北京（11609.06 元）、上海（9495.89 元）、天津（5698.41 元）；排名后三位的是：山东（4121.35 元）、福建（3941.89 元）、河北（3561.06 元），排名第一的北京比排名最后的河北多 8048 元。（见图 4 - 10、表 4 - 10）

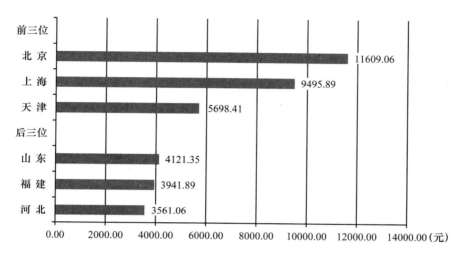

图4-10 东部地区人均卫生费用前、后三位比较

表4-10   东部地区人均卫生费用

排名	省区市	人均卫生费用（元）
1	北　京	11609.06
2	上　海	9495.89
3	天　津	5698.41
4	浙　江	5433.29
5	江　苏	5012.01
6	广　东	4581.96
7	海　南	4307.91
8	山　东	4121.35
9	福　建	3941.89
10	河　北	3561.06

3. 每万人口全科医生数

根据统计数据，东部地区每万人口全科医生数排名前三位的是：江苏（5.90人）、浙江（4.68人）、北京（4.30人）；排名后三位的是：福建（2.30人）、山东（2.09人）、海南（2.07人），排名第一的江苏比排名最后的海南多出3.83人。（见图4-11、表4-11）

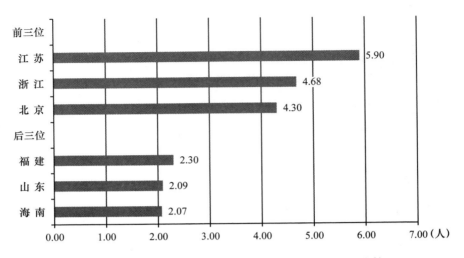

图 4-11　东部地区每万人口全科医生数前、后三位比较

表 4-11　　　　　　东部地区每万人口全科医生数

排名	省区市	每万人口全科医生数（人）
1	江 苏	5.90
2	浙 江	4.68
3	北 京	4.30
4	上 海	4.09
5	天 津	2.92
6	广 东	2.77
7	河 北	2.42
8	福 建	2.30
9	山 东	2.09
10	海 南	2.07

4. 公立和民营医院病床使用率

根据统计数据，东部地区公立和民营医院病床使用率排名前三位的是：上海（96.2%）、浙江（88.4%）、江苏（85.7%）；排名后三位的是：山东（80.7%）、天津（79.8%）、海南（78.4%），排名第一的浙江比排名最后的海南高出 17.8 个百分点。（见图 4-12、表 4-12）

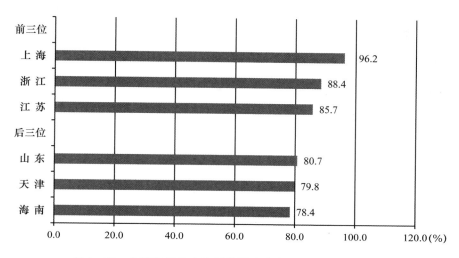

图4-12　东部地区公立和民营医院病床使用率前后三位比较

表4-12　　　　　　　东部地区公立和民营医院病床使用率

排名	省区市	公立和民营医院病床使用率（%）
1	上　海	96.2
2	浙　江	88.4
3	江　苏	85.7
4	福　建	82.8
5	北　京	82.6
6	广　东	82.2
7	河　北	81.3
8	山　东	80.7
9	天　津	79.8
10	海　南	78.4

三　东部地区健康保障指数

（一）东部地区健康保障得分排序

根据计算结果，东部地区健康保障得分排名前三位的是：北京（93.74分）、上海（83.78分）、浙江（79.50分）；排名后三位的是：福建（69.11分）、山东（67.76分）、河北（64.46分），排名第一的北京比排名最后的河北高29.28分。（见图4-13）

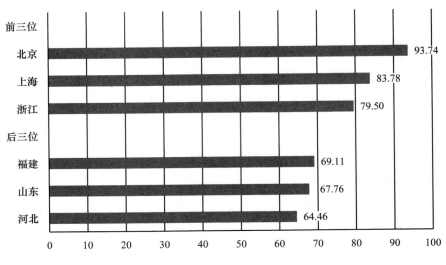

图4-13　东部地区健康保障前、后三位比较

　　根据计算结果，东部地区中，北京（93.74分）、上海（83.78分）、浙江（79.50分）、广东（77.69分）、江苏（73.93分）、天津（73.58分）、海南（70.46分）高于全国平均值（69.41分），福建（69.11分）、山东（67.76分）、河北（64.46分）低于全国平均值。（见表4-13）

表4-13　　　　　　　　　　　东部地区健康保障

排名	省　市	健康保障指数百分制得分
1	北　京	93.74
2	上　海	83.78
3	浙　江	79.50
4	广　东	77.69
5	江　苏	73.93
6	天　津	73.58
7	海　南	70.46
8	福　建	69.11
9	山　东	67.76
10	河　北	64.46
	全国平均值	69.41

（二）东部地区健康保障若干指标分析

健康保障共有 5 个指标，这里分析其中 3 个指标。

1. 基本医疗保险参保人数占总人口的比重

根据统计数据，东部地区基本医疗保险参保人数占总人口的比重排名前三位的是：海南（97.42%）、江苏（97.26%）、北京（96.69%）；排名后三位的是：河北（91.38%）、上海（77.80%）、天津（72.79%），排名第一的海南比排名最后的天津高 24.63 个百分点。（见图 4 – 14、表 4 – 14）

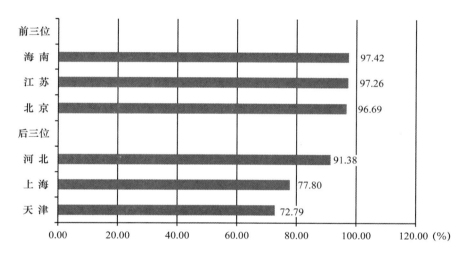

图 4 – 14 东部地区基本医疗保险参保人数占总人口的比重前、后三位比较

表 4 – 14 东部地区基本医疗保险参保人数占总人口的比重

排名	省区市	基本医疗保险参保人数占总人口的比重（%）
1	海 南	97.42
2	江 苏	97.26
3	北 京	96.69
4	福 建	95.35
5	山 东	95.03
6	广 东	93.60
7	浙 江	93.36
8	河 北	91.38
9	上 海	77.80
10	天 津	72.79

2. 城镇职工基本养老保险参保人数占总人口的比重

根据统计数据，东部地区城镇职工基本养老保险参保人数占总人口的比重排名前三位的是：北京（81.16%）、上海（65.47%）、浙江（51.82%）；排名后三位的是：福建（28.63%）、山东（28.48%）、河北（21.79%），排名第一的北京比排名最后的河北高59.37个百分点。（见图4-15、表4-15）

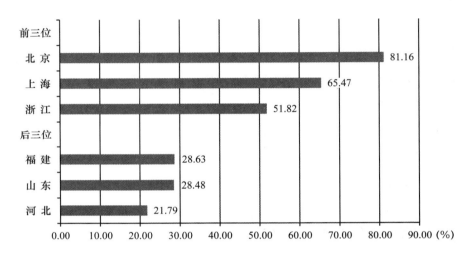

图4-15　东部地区城镇职工基本养老保险
参保人数占总人口的比重前、后三位比较

表4-15　东部地区城镇职工基本养老保险参保人数占总人口的比重

排名	省区市	城镇职工基本养老保险参保人数占总人口的比重（%）
1	北　京	81.16
2	上　海	65.47
3	浙　江	51.82
4	天　津	44.53
5	江　苏	42.35
6	广　东	40.22
7	海　南	29.74
8	福　建	28.63
9	山　东	28.48
10	河　北	21.79

3. 城镇登记失业率

根据统计数据，东部地区城镇登记失业率排名前三位的是：北京（1.3%）、海南（2.3%）、广东（2.3%）；排名后三位的是：福建（3.5%）、天津（3.5%）、上海（3.6%），排名第一的北京比排名最后的上海低2.3个百分点。（见图4－16、表4－16）

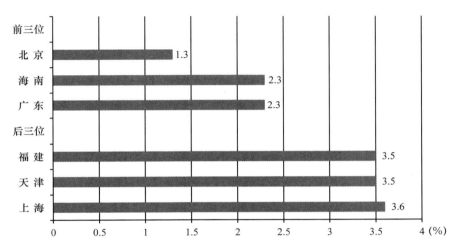

图4－16　东部地区城镇登记失业率前、后三位比较

表4－16　　　　　　　　　东部地区城镇登记失业率

排名	省区市	城镇登记失业率（%）
1	北　京	1.3
2	海　南	2.3
3	广　东	2.3
4	浙　江	2.5
5	江　苏	3
6	河　北	3.1
7	山　东	3.3
8	福　建	3.5
9	天　津	3.5
10	上　海	3.6

四　东部地区健康环境指数

（一）东部地区健康环境得分排序

根据计算结果，东部地区健康环境得分排名前三位的是：北京（91.79分）、广东（91.63分）、江苏（91.25分）；排名后三位的是：海南（87.32分）、上海（85.74分）、天津（85.53分），排名第一的北京比排名最后的天津高6.26分。（见图4-17）

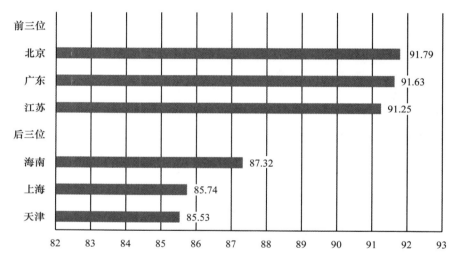

图4-17　东部地区健康环境前、后三位比较

根据计算结果，东部地区中，北京（91.79分）、广东（91.63分）、江苏（91.25分）、浙江（89.87分）、山东（89.70分）、福建（88.94分）、河北（87.69分）、海南（87.32分）高于全国平均值（88.62分），上海（85.74分）、天津（85.53分）低于全国平均值。（见表4-17）

表4-17　　　　　　　　　　　东部地区健康环境

排名	省市	健康环境指数百分制得分
1	北京	91.79
2	广东	91.63
3	江苏	91.25

续表

排名	省市	健康环境指数百分制得分
4	浙江	89.87
5	山东	89.70
6	福建	88.94
7	河北	87.69
8	海南	87.32
9	上海	85.74
10	天津	85.53
	全国平均值	86.62

（二）东部地区健康环境若干指标分析

健康环境共有 5 个指标，这里分析其中 3 个指标。

1. 每万人拥有公共汽电车辆

根据统计数据，东部地区每万人拥有公共汽电车辆排名前三位的是：北京（17.41 标台）、浙江（16.42 标台）、山东（16.08 标台）；排名后三位的是：广东（11.93 标台）、天津（10.93 标台）、上海（9.29 标台），排名第一的北京比排名最后的上海多 8.12 标台。（见图 4 - 18、表 4 - 18）

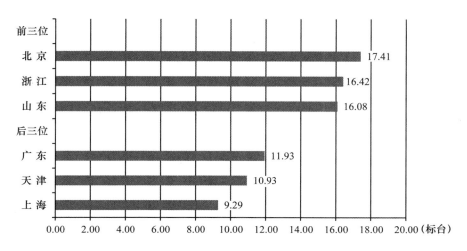

图 4 - 18　东部地区每万人拥有公共汽电车辆前、后三位比较

表4-18　　　　　　　　东部地区每万人拥有公共汽电车辆

排名	省区市	每万人拥有公共汽电车辆（标台）
1	北　京	17.41
2	浙　江	16.42
3	山　东	16.08
4	江　苏	15.52
5	福　建	14.85
6	海　南	13.38
7	河　北	13.18
8	广　东	11.93
9	天　津	10.93
10	上　海	9.29

2. 建成区绿化覆盖率

根据统计数据，东部地区建成区绿化覆盖率排名前三位的是：北京（48.5%）、福建（44.5%）、江苏（43.4%）；排名后三位的是：浙江（41.5%）、天津（37.5%）、上海（36.8%），排名第一的北京比排名最后的上海高出11.7个百分点。（见图4-19、表4-19）

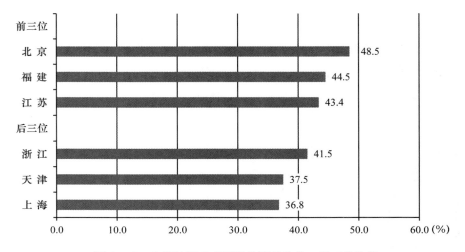

图4-19　东部地区建成区绿化覆盖率前、后三位比较

表 4 – 19　　　　　　　　　　东部地区建成区绿化覆盖率

排名	省区市	建成区绿化覆盖率（%）
1	北　京	48.5
2	福　建	44.5
3	江　苏	43.4
4	广　东	43.3
5	河　北	42.3
6	山　东	41.8
7	海　南	41.7
8	浙　江	41.5
9	天　津	37.5
10	上　海	36.8

3. 城市污水日处理能力

根据统计数据，东部地区城市污水日处理能力排名前三位的是：广东（2453.1 万立方米）、江苏（1942.1 万立方米）、山东（1279.9 万立方米）；排名后三位的是：福建（440.3 万立方米）、天津（318.9 万立方米）、海南（117.3 万立方米），排名第一的广东比排名最后的海南多出 2335.8 万立方米。（见图 4 – 20、表 4 – 20）

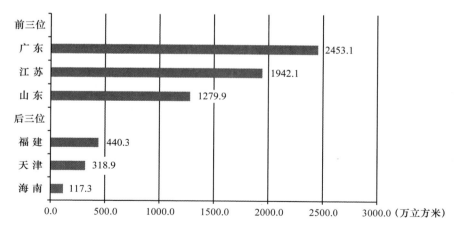

图 4 – 20　东部地区城市污水日处理能力前、后三位比较

表 4－20　　　　　　　　　　东部地区城市污水日处理能力

排名	省区市	城市污水日处理能力（万立方米）
1	广东	2453.1
2	江苏	1942.1
3	山东	1279.9
4	浙江	1185.1
5	上海	834.3
6	北京	703.6
7	河北	663.9
8	福建	440.3
9	天津	318.9
10	海南	117.3

五　东部地区健康水平指数

（一）东部地区健康水平得分排序

根据计算结果，东部地区健康水平得分排名前三位的是：上海（92.54 分）、北京（92.41 分）、浙江（91.69 分）；排名后三位的是：江苏（89.82 分）、河北（89.47 分）、海南（87.89 分），排名第一的上海比排名最后的海南高 4.65 分。（见图 4－21）

根据计算结果，东部地区中，上海（92.54 分）、北京（92.41 分）、浙江（91.69 分）、天津（91.51 分）、广东（90.49 分）、山东（90.08 分）、福建（89.89 分）、江苏（89.82 分）、河北（89.47 分）高于全国平均值（88.37 分），海南（87.89 分）低于全国平均值。（见表 4－21）

表 4－21　　　　　　　　　　东部地区健康水平

排名	省区市	健康水平指数百分制得分
1	上海	92.54
2	北京	92.41
3	浙江	91.69
4	天津	91.51
5	广东	90.49
6	山东	90.08

续表

排名	省区市	健康水平指数百分制得分
7	福建	89.89
8	江苏	89.82
9	河北	89.47
10	海南	87.89
	全国平均值	88.37

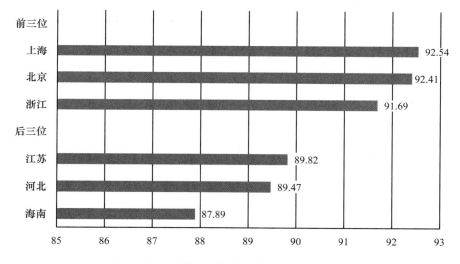

图4-21 东部地区健康水平前、后三位比较

（二）东部地区健康水平若干指标分析

健康水平共有6个指标，这里分析其中2个指标。

1. 预期寿命

根据统计数据，东部地区预期寿命排名前三位的是：上海（80.26岁）、北京（80.18岁）、天津（78.89岁）；排名后三位的是：海南（76.30岁）、福建（75.76岁）、河北（74.97岁），排名第一的上海比排名最后的河北高5.29岁。（见图4-22、表4-22）

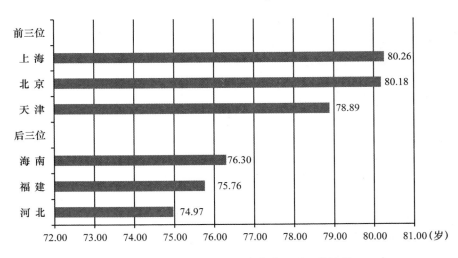

图 4 - 22　东部地区预期寿命前、后三位比较

表 4 - 22　　　　　　　　东部地区预期寿命

排名	省区市	预期寿命（岁）
1	上　海	80. 26
2	北　京	80. 18
3	天　津	78. 89
4	浙　江	77. 73
5	江　苏	76. 63
6	广　东	76. 49
7	山　东	76. 46
8	海　南	76. 30
9	福　建	75. 76
10	河　北	74. 97

2. 孕产妇死亡率

　　根据统计数据，东部地区孕产妇死亡率排名前三位的是：北京（2.1/10 万）、上海（3.1/10 万）、浙江（4.1/10 万）；排名后三位的是：山东（8.2/10 万）、河北（8.4/10 万）、海南（9.6/10 万），排名第一的北京比排名最后的海南低 6.7/10 万。（见图 4 - 23、表 4 - 23）

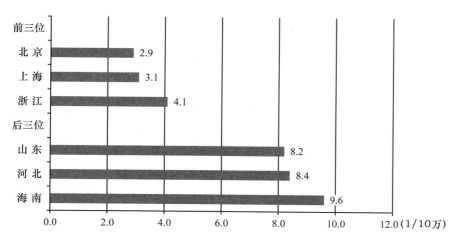

图4-23　东部地区孕产妇死亡率前、后三位比较

表4-23　　　　　　　　　东部地区孕产妇死亡率

排名	省区市	孕产妇死亡率（1/10万）
1	北　京	2.9
2	上　海	3.1
3	浙　江	4.1
4	天　津	5.1
5	江　苏	7.3
6	广　东	7.3
7	福　建	8.1
8	山　东	8.2
9	河　北	8.4
10	海　南	9.6

第三节　东部地区健康中国推进行动

一　东部地区健康中国推进行动具备的优势

（一）基层医疗卫生补短板任务全面完成

东部地区全民医保体系实现全覆盖。首先，医疗保险的覆盖面和报销全面提高。东部地区打通城乡地域壁垒，破除城乡身份差异，实施统一的城乡居民医疗保险制度。东部地区居民医保彻底打破城乡二元分割结构，实现了制度统一；同时也标志着城乡之间社会保障制度的全面统一，保证了城乡居民公平享有社会保障权益。其次，便利化水平不断提高。东部地区城镇职工（居民）在所有统筹地区基本实现就医即时结算，多省份实现省内异地就医即时结算，新农合、城镇居民医保分别在88%和66%的统筹地区之间实现省内异地就医即时结算。基本药物体系初步建立。基本药物的概念是世界卫生组织在1977年的615号技术报告中提出来的，即"能够满足大部分人口卫生保健需要，人们健康需要中最重要、最基本的、必要的、不可缺少的药品"；作为东部发达地区，对基本药物的供应为满足人民群众重点卫生保健需要的药物，具有安全、有效、性价比高、较易获得等特点。早在2011年12月，东部地区所有公办基层卫生机构全部实行了基本药物制度，并实现了零差率销售，对改善、推进健康中国行动具有重大的意义。医疗服务和公共服务体系更加完善。东部地区各省基层医疗卫生机构是民众接触最多的看病就医场所，地位和作用十分重要。新医改以来，东部地区各省政府注重医疗机构建设，不断改善基层服务条件和水平，持续扩大基层医改成效，提高医疗服务的可及性。同时，东部地区启动了全科医生队伍建设，通过规范化培养、岗位培训、继续教育、对口支援等多种形式，提升基层医疗卫生人才服务水平和能力。医药卫生监管体系日益健全。东部地区医疗行为更加规范，医药卫生监管事关国民健康，责任重大。新医改以来国家针对医药卫生监管工作，东部地区各省建立了对公立医院改革、基层运行新机制、医保和新农合运行、基本药物制度招标配送及使用情况的定量检测指标体系和动态调整机制。

（二）聚焦质量促进医疗卫生全面均衡发展

东部地区在提升服务水平质量、理顺公立医院体制、完善医疗保障体系方面要花更多力气重点攻坚，抓住核心任务，以点带点牵引整体工作推进。

提升服务水平质量聚焦，东部地区各省把医疗卫生服务供给侧结构性改革摆在医改的重要位置，着力加快区域中心医院建设，提升基层医疗服务水平，推动临床专科建设，切实优化医疗卫生资源配置，促进医疗卫生服务全面均衡发展；理顺公立医院体制聚焦，东部地区突出完善医院管理体制、运营补偿机制、人事薪酬制度，抓好公立医院改革这一提升整个医疗卫生服务水平、破解"看病难、看病贵"问题、提升群众获得感的关键一环；完善医疗保障体系聚焦，东部地区立足医疗保障制度建设优势，整合医保基金管理职能，切实破解"多头管理"的问题，加快推行区域内医保"总额预付、结余留用"的支付方式，推动医保体制机制和支付方式改革再上新台阶。

（三）增强改革推动健康服务水平全面提升

根据健康资源指数的计算，东部地区每万人口全科医生数排名前三位的是：江苏（5.90人）、浙江（4.68人）、北京（4.30人）；排名后三位的是：福建（2.30人）、山东（2.09人）、海南（2.07人），排名第一的江苏比排名最后的海南多出3.83人。排名前三位的江苏、浙江、北京都是我国经济较发达地区，其中，北京不断地深化医疗体制改革，完善基层医疗卫生制度，加大医学科研人员的经费投入，实现发展方式由以治病为中心向以健康为中心转变，进一步提升人民群众的健康水平。排名最后一位的海南处于我国南端，由于自然环境的原因，常住人口偏少，医疗条件相比其他城市有一定的差距。今后，海南要不断加大医疗卫生的投入，改善基础设施，吸纳医疗卫生方面的人才。

二　东部地区健康中国推进行动形成的特征

（一）健康中国在东部地区具有优先发展的战略地位

中华人民共和国成立70多年来，东部地区经济社会发展取得了显著成就，人民群众的生活水平有了大幅提高。随着经济发展水平和质量的不断提高，人民群众越发注重生活质量和健康安全，对政府和社会提供的医疗服务有了更加迫切、更高层次、更多元化的要求。党的十八大以来，人民身心健康成为中国全面建成小康社会的重要方面，中国着力铺设一条以人民为中心的健康发展之路。进入新时代，东部地区推进健康高质量发展，坚持健康优先发展的战略地位，在经济社会发展过程中落实健康理念，以实现健康与经济社会的良性协调发展。

（二）改革创新东部地区健康中国行动的动力

当今世界，医学领域正面临着革命性的突破，基因技术、生命科学、精准医学、转化医学等均快速发展，并日益渗透到人民群众的生活中。"互联网＋"、人工智能等新技术的出现与发展也给医学领域带来了新的变革。与此同时，医药卫生体制改革也进入了深水区，体制机制、思想观念亟待革新。新时代，东部地区推进健康中国高质量发展；一方面加快关键环节的改革，有效发挥政府和市场的作用，推动从思想观念到体制机制的创新，打破固有的利益格局，为东部地区健康中国高质量发展创造良好环境；另一方面要顺应时代潮流，积极回应时代发展的新课题，充分发挥科技创新和信息化在健康发展中的支撑作用，坚持走具有中国特色的健康发展道路。

（三）科学发展是东部地区健康中国推动行动要求

根据健康环境指数的计算，东部地区建成区绿化覆盖率排名前三位的是：北京（48.5%）、福建（44.5%）、江苏（43.4%）；排名后三位的是：浙江（41.5%）、天津（37.5%）、上海（36.8%），排名第一的北京比排名最后的上海高出 11.7 个百分点。排名第二的福建，近年来，不断强化园林绿化工作，河道整治、公园景区建设、道路绿化提升、广场及街头绿化建设和立体绿化，成为全国建成区绿化覆盖率的标杆。排名后一位的上海，建成区绿化覆盖率 36.8%，低于北京和天津两个直辖市，成为上海城市发展的短板，与上海的经济社会发展不成比例，需要加大建成区绿化覆盖率的力度。

（四）服务均等化是东部地区健康中国行动的基本目标

现阶段，中国依旧存在较大的收入差距，不同收入阶层的群体所能享受的健康服务水平具有不同程度的差异，健康服务的不均等化成为中国推进全民健康事业发展需要重点攻克的难题。新时代，东部地区推进健康中国行动，坚持以农村和基层为重点，加快优质医疗资源下沉进程，突出解决好重点地区和重点人群的健康问题，强化基本公共服务均等化发展，将基本医疗服务的公益特征落到实处，扩大医疗服务范围，以实现基本医疗条件全面覆盖和基本医疗服务全民共享，缩小医疗卫生服务水平差距，全面提高医疗卫生服务质量，使全体人民都能享有全方位、高质量的健康服务。

三　东部地区健康中国推进行动存在的问题

（一）国民健康危害因素增多

党的十八大以来，伴随着科学技术的大发展，东部地区工业化、信息化、现代化建设步伐突飞猛进，人民群众也逐步过上了便捷、舒适、高效的现代生活。但给国民生活带来巨大福利的同时，众多危害国民身体健康乃至生命安全的危险也相继出现，在自然生态环境方面，大量开发甚至无节制消耗自然资源，大量排放废气废水废渣和有毒有害气体，大量抛丢、埋填自然界本身无法降解的固体废物，大量释放工业性、生活性、交通性噪声，使生态环境中原有的成分、结构和形态发生变异，原有的生态平衡系统遭到破坏扰乱，大气、水土资源遭受严重污染，自然灾害、食品安全事件频发，各类基因突变、身体畸形、精神躁狂或抑郁、癌症患者发病率增高，极大地威胁着东部地区国民身体健康和生命安全。在社会经济建设方面，东部区域经济的不均衡发展导致的各省收入差距大问题，曾经人口数量无计划过快增长导致的老龄化问题，近些年来城镇化建设导致的人口大量流动和向大中城市过于集中问题，国民就业、教育、住房、医疗难问题等社会疾症长期存在，使越来越多的人产生过大的生活压力感、紧张感、焦虑感，从而严重影响到人体神经系统和心脑血管系统，造成人体内分泌失调、人体免疫力和抵抗力降低，进而诱发高血压、冠心病、糖尿病、偏头痛等慢性病，危害到人体健康，降低了东部地区人民的健康生活质量。

（二）国民健康的认知水平较低

维护健康需要掌握健康知识。拥有丰富的健康知识是预防疾病、早期发现、及时就医的基础，也是影响和决定健康素养水平高低的根本。世界卫生组织通过长期大量调查研究业，已形成如下总结：健康 = 60% 生活方式 + 15% 遗传因素 + 10% 社会因素 + 8% 医疗因素 + 7% 气候因素。长期以来，东部地区居民健康素养水平总体比较低，且提升比较缓慢，直到 2017 年，居民健康素养水平也只有 14.18%。究其原因，其中很重要的一点就是东部地区居民获取健康知识的途径少、意愿不强，结果造成东部地区居民总体健康知识缺乏，健康认知误区多。比如：在健康标准和生活质量标准方面，传统的错误观点"身体没有疾病即是健康的""幸福生活就是天天有肉吃""胖人更有福""将军肚就是福肚""野生的比人工培育的更营养"等在今天仍有相当部分国民认同。在对自身疾病包括常见慢性病知晓率方面，主动认知不积极，认知率低。

（三）医药卫生体制改革不到位

"看病难"问题仍然突出。优质医疗资源被虹吸到大医院，医疗服务提供"倒三角"格局改观有限。据东部地区各省卫计委统计，东部地区每万人口医疗卫生机构数排名前三位的是：河北（11.15个）、山东（8.3个）、福建（6.99个）；排名后三位的是：江苏（4.31个）、天津（3.82个）、上海（2.31个），排名第一的河北比排名最后的上海多出8.84个。

东部地区每万人口医疗卫生机构床位数排名前三位的是：江苏（63.94张）、山东（62.53张）、上海（60.32张）；排名后三位的是：福建（50.90张）、广东（47.32张）、天津（43.70张），排名第一的江苏比排名最后的天津多出20.24张。

东部地区每万人口基层医疗卫生机构人员数排名前三位的是：北京（38.80人）、山东（34.68人）、江苏（33.85人）；排名后三位的是：上海（27.52人）、广东（25.30人）、天津（22.52人），排名第一的北京比排名最后的天津多出16.28人。

东部地区人均基层医疗卫生机构诊疗人次排名前三位的是：浙江（6.12人次/万人）、上海（4.36人次/万人）、江苏（3.97人次/万人）；排名后三位的是：福建（3.25人次/万人）、天津（3.09人次/万人）、海南（2.90人次/万人），排名第一的浙江比排名最后的海南多出3.22人次/万人。

东部地区政府卫生支出占卫生总费用的比重排名前三位的是：海南（36.67%）、福建（28.86%）、广东（27.62%）；排名后三位的是：上海（22.07%）、江苏（21.54%）、浙江（20.53%），排名第一的海南比排名最后的浙江高16.14个百分点。虽然东部地区医疗资源相对较突出，但与世界卫生组织的10%—15%的公平筹资体系还有一定差距。

（四）医疗卫生资源供给不均衡

医疗卫生资源是指供给医疗卫生服务的各种要素总称，通常包括医疗机构、医疗卫生资源是指供给医疗卫生服务的各种要素的总称，通常包括医疗机构、医疗人员、医疗器械、医疗设备、医疗药品、医疗床位、医疗技术和信息等。充足的医疗卫生资源供给并科学合理配置医疗卫生资源是维护全民健康、提高全民健康素养和促进健康服务公平的主导性因素。

长期以来，"看病难、看病贵"之所以成为东部地区医疗卫生领域最突出的问题和难题，其根源就在于东部地区医疗卫生资源供给总量不充足且有限，医疗卫生资源在医疗机构、城乡区域配置不均衡、不合理，"全国优质的卫生资源80%集中于购买力强的北上广等大城市，河北、海南、山东医疗卫生资源的配置长期以来呈'倒三角'的不均衡状态，城乡不均衡、地域不均衡、职域不均衡同时并存"，导致基层群众生病后很难就近在乡村医院、卫生室得到有效治疗，不得不舍近求远涌向北上广等大城市、大医院求诊，既使基层医疗卫生服务机构使用率低，也使大医院一号难求、人满为患，进一步导致了东部地区医疗卫生资源供需矛盾加剧。

四　东部地区健康中国推进行动的现实对策

（一）创新方式方法，切实普及健康生活

健康生活是实现健康中国推进行动的要素，推进健康中国行动必然要普及健康生活。首先，东部地区要加强全民健康教育，提高全民健康素养。一方面，要把健康落实到学校，在课堂教育中普及健康知识、营养知识，从小抓起，全面增强人们的健康生活意识；另一方面，要将健康教育落实到社会生活实践中，发挥家庭教育的正向影响作用，让健康生活的知识得以转化为人们健康生活的能力，大力发展健康文化，引导个人形成健康的生活习惯。其次，东部地区要实践自主自律的健康行为，切实实现健康生活。一方面，要合理饮食，从社会到个人推进国民营养计划的实施，有效控制并减少营养不良、营养过剩等不平衡状态；另一方面，要重点关注人们的心理健康，加强心理健康知识的科普与宣传，加强对重点疾病、重点人群的防护与干预。与此同时，要注重强化人民对疾病的正确认识，提高其心理素质和科学认知。最后，东部地区要鼓励开展健身运动，提高全民身体素质。政府层面要进一步完善健身公共服务体系，建设健身公共设施；社会层面要加强体医融合和非医疗健康

干预，制定科学的健康计划，为健身活动提供科学指导，推动健身运动科学有效开展；个人层面要积极主动进行健身运动，从我做起，科学运动，有效提高自身身体素质。与此同时，还要特别关注重点人群的体育活动，切实实现全民健身。

（二）创新引领开放带动，全面优化健康服务

第一，东部地区从服务入手，既要强化公共卫生服务，又要注重提供优质医疗服务。公共卫生服务要两手抓，一方面要加强重大疾病的防治工作。东部地区当前重点疾病的防治工作主要着眼于慢性病和传染病两大类：慢性病要做到早发现早治疗，努力实现全人群、全生命周期的慢性病健康管理；传染病要注重加强监测预警，争取从源头进行治理。另一方面要注重推进基本公共卫生服务均等化进程，缩小城乡之间在基本公共卫生服务方面的差距。要创新医疗服务供给模式、提升服务水平、优化服务体系等，学习引进国外先进技术和管理模式，推进各层级医疗机构实现功能互补、分工协作，共同为居民提供高效优质的医疗服务。

第二，东部地区要充分发挥中医药的独特优势，努力做到对中医药学的传承与创新，进一步发展中医养生保健的技术，充分发挥中医在人们健康生活中的重要作用。

第三，东部地区要提高对妇幼母婴、老年人和残疾人等重点人群的健康服务水平。实施母婴安全计划，提高妇幼健康水平；完善老年医疗卫生服务体系，推动医疗服务逐步从医疗机构延伸至社区、家庭，促进健康老龄化发展；制定并实施残疾预防和残疾人康复条例，保障残疾人健康。

（三）协调推进共享发展，全面加强健康保障

第一，东部地区要完善医疗保障体系。推动建立以人为本的医疗卫生服务保障体系，促进优质医疗资源下沉，提高各区域、各群体居民的安全感。在完善基本医疗保障体系的同时积极促进商业健康保险发展，推动形成以基本医疗保障为主体、其他多种形式补充保险和商业健康保险为补充的多层次医疗保障体系，多层次、全方位为人民的健康安全提供保障。

第二，东部地区要分两步走完善药品供应保障体系。首先，要深化医疗器械和药品的流通体制改革，鼓励各类药品与医疗器械流通企业不

断完善和发展上下游服务，重点建设普及城乡和边远地区的医药流通网络，逐步形成较为完善的医药领域的现代流通体系；其次，要进一步完善国家的药物政策，优化药品价格形成机制，实现价格、医保、采购等政策的衔接，注重对特殊人群的药物保障。

（四）多元融合开放发展，推动健康产业壮大

第一，东部地区要全面推动医药产业发展。首先，优化多元办医格局，培育壮大优势市场主体，推动东部地区各类医疗机构协同发展。与此同时，创新中国医疗人才使用激励机制，为医务人员创造安全放心的工作环境，充分调动和发挥医务人员的积极性、主动性和创造性，为中国医疗事业的发展提供高效有力的人才保障。其次，加大医药行业的科技创新力度，不论是政府层面还是企业层面都要加大医药科技创新投入力度，引进新技术，攻克医疗难题，创新药物研发技术，提高医疗水平。最后，积极推进医药行业产业化发展，完善产学研用协同创新体系，加快医药学成果转化，大力发展专业的医药园区和医疗健康服务贸易，提升东部地区医药企业的国内外市场竞争力。

第二，东部地区要积极推进健康服务业创新发展，将健康与当前的热门产业、先进技术和平台相融合，催生健康服务业发展的新模式、新产业，推动形成绿色高效的健康服务产业集群。此外，还要注重人们对健康生活的新需要，既要引导人们更加科学合理地关注自身和家人的身体健康，又要充满趣味、高效地引导人们进行健身运动，实现健康产业和健康生活协同发展。

（五）贯彻绿色发展理念，打造健康优质环境

第一，要加大对危害人体健康的环境污染问题的治理力度，大力发展绿色健康生产，对工业污染排放实施严格防控。积极治理已有的污染问题，有效防控新污染问题，完善现有的环境与健康检测评估体系，严格把关环境质量，打造健康环境。

第二，东部地区要积极开展爱国卫生运动，把环境与健康标准融入城乡规划，完善各项与环境相关的公共基础设施，打造健康环境。与此同时，不论是城镇还是农村，都要积极鼓励每家每户参与环境治理，共同建设健康城市和健康农村。

第三，要进一步完善公共安全体系，加强公共安全保障。公共安全

体系包括职业健康、道路安全、生产安全和意外伤害的防控等方面，要全方位加强公共安全防护，为人们提供安全可靠的健康生活环境。此外，还要注重加强食品和药品方面的安全监管，将各项安全标准与国际标准接轨，确保人们在日常饮食和药品食用方面的安全与健康，强化人们健康生活的基本安全保障。

第五章　中部地区健康中国建设分析

中国中部地区属于东接沿海、西连内陆的广阔区域，自北向南主要包括山西、河南、安徽、湖北、江西、湖南6个省份，国土面积102.8万平方公里，占全国陆地国土总面积的10.7%。与东部、西部和东北部相比，中部地区6省普遍存在着经济发展水平、社会建设程度和环境保护状况远低于东部地区省份，同时持平或超出西部和东北部部分省份的状况。在相似性经济社会发展背景中开展中部地区健康中国指数比较，具有一定可比性和科学性，对于推进健康中国建设具有重要的意义和价值。

本章着重对2021年中部地区健康中国综合指数，以及健康资源、健康服务、健康保障、健康环境和健康水平五个领域进行比较分析，并进一步提出中部地区开展健康中国推进行动策略，提高中部地区6省健康发展水平，促进健康中国战略目标的实现。

第一节　中部地区健康中国综合指数

一　中部地区健康中国综合指数得分排序

中部地区健康中国综合指数的得分和排名见图5－1。根据计算结果，中部地区健康中国综合指数得分排序依次是：河南（78.80分）、湖南（78.71分）、江西（77.99分）、安徽（77.82分）、湖北（77.67分）、山西（77.33分），排名第一的河南比排名最后的山西多出1.47分。（见图5－1）

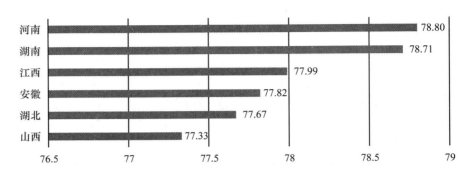

图 5 - 1　中部地区健康中国综合指数得分排序

二　中部地区健康中国综合指数分析

根据计算结果，中部地区的 6 个省区市得分均低于全国平均值。（见表 5 - 1）

表 5 - 1　　　　　　中部地区健康中国综合指数得分和排名

排名	省区市	健康中国综合指数各维度的百分制得分					2021 年健康中国指数百分制得分
		健康资源	健康服务	健康保障	健康环境	健康水平	
1	河南	82.02	82.28	64.12	87.72	88.19	78.80
2	湖南	77.11	80.64	65.31	89.36	89.22	78.71
3	江西	78.12	79.29	64.59	87.12	89.56	77.99
4	安徽	74.15	80.24	64.34	88.06	89.16	77.82
5	湖北	78.54	83.88	67.22	86.57	78.45	77.67
6	山西	73.11	76.35	67.31	85.61	89.46	77.33
	全国平均值	78.49	81.66	69.41	86.62	88.37	79.75

2021 年中部地区健康中国综合指数均低于全国平均值，与东部、东北地区的比较来看，中部地区健康中国的综合表现明显较弱，整体水平不高。

河南以 78.80 分位居中部地区健康中国综合指数榜首，在 31 个省区市榜单中排在第十三名，健康中国指数各领域逐项评分依次为健康资源 82.02 分、健康服务 82.28 分、健康保障 64.12 分、健康环境 87.72 分、健康水平 88.19 分；河南在中部地区之所以排在第一名，其中有 3 个指标

远远高于其他五省。如"每万人口医疗卫生机构床位数"，河南为 66.41
张、山西为 58.58 张、江西为 57.25 张、安徽为 54.57 张，河南比安徽多
11.84 张。再如"每万人口基层医疗卫生机构人员数"，河南为 30.40 人、
湖南为 30.06 人、山西为 29.62 人、江西为 25.24 人、安徽为 23.15 人，
河南比安徽多 7.25 人，表明中部地区不同省份的明显差距。

　　山西得分为 77.33 分，在中部地区健康中国建设综合指数中排名最
后，在 31 个省区市榜单中排在第二十四名，健康中国指数各领域得分为
健康资源 73.11 分、健康服务 76.35 分、健康保障 67.31 分、健康环境
85.61 分、健康水平 89.46 分。山西在中部地区之所以排在最后，主要是
在"健康资源"的 7 个指标中，有 2 个指标排名靠后，其中"每万人口
中医类医疗机构床位数"排在全国第二十五位，"人均基层医疗卫生机构
诊疗人次"在全国排第三十位。在"健康服务"领域"人均卫生费用"
为 3282 元，在全国排第二十七位，"每万人口全科医生数"为 1.75 人，
在全国排第二十九位，"公立和民营医院病床使用率"为 76.6%，在全国
排二十五位，等等。总之，山西的健康中国建设还需不断加大投入，不
断提高健康资源和健康服务的效能。

第二节　中部地区健康中国建设分指数

　　根据中共中央、国务院印发的《"健康中国 2030"规划纲要》和
《国务院关于实施健康中国行动的意见》等文件要求，将中部地区健康中
国建设分指数设为健康资源、健康服务、健康保障、健康环境和健康水
平 5 项，进而比较分析中部地区河南、湖北、江西、湖南、安徽、山西
等 6 省在健康中国建设不同领域方面的践行情况，以此作为下一步引导
中部地区开展健康中国推进行动的关键依据。

一　中部地区健康资源

（一）中部地区健康资源得分及分析

　　根据统计数据，中部 6 省中，河南（82.02 分）、湖北（78.54 分）2
省健康资源指数高于全国平均值（78.49 分），江西（78.12 分）、湖南
（77.11 分）、安徽（74.15 分）、山西（73.11 分）4 省低于全国平均值。

中部地区健康资源表现相较于全国平均水平较差。（见图5－2、表5－2）

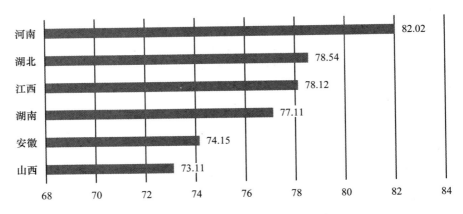

图5－2　中部地区健康资源指数排序

表5－2　　　　　　　　　中部地区健康资源指数得分和排名

排名	省区市	2021年健康资源指数得分	2021年健康资源指数百分制得分
1	河南	52.48285889	82.02
2	湖北	48.13005179	78.54
3	江西	47.61702439	78.12
4	湖南	46.39425961	77.11
5	安徽	42.90170064	74.15
6	山西	41.70076134	73.11
	全国平均值	48.06901281	78.49
	百分标准值	78.01938741	100

　　第一名的河南比最后一名山西"健康资源"领域指数得分高8.91分，反映了中部地区不同省份健康资源的差距。

　　（二）健康资源相关指标分析

　　"健康资源"领域共有7个指标，这里选取其中的5个指标做排名，也可看到中部地区不同省份在健康资源方面的基础。

　　1. 每万人口医疗卫生机构数

　　根据统计数据，中部地区省份的"每万人口医疗卫生机构数"的排序是山西（11.31个）、湖南（8.27个）、江西（7.94个）、河南（7.34个）、

湖北（5.99个）、安徽（4.15个），山西比安徽多7.16个。（见图5-3、表5-3）

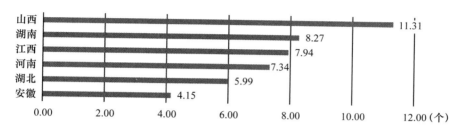

图5-3　中部地区每万人口医疗卫生机构数排序

表5-3　　　　　　　　中部地区每万人口医疗卫生机构数

排名	省区市	每万人口医疗卫生机构数（个）
1	山西	11.31
2	湖南	8.27
3	江西	7.94
4	河南	7.34
5	湖北	5.99
6	安徽	4.15

2. 每万人口医疗卫生机构床位数

根据统计数据，中部地区省份的"每万人口医疗卫生机构床位数"的排序是湖南（73.19张）、湖北（68.04张）、河南（66.41张）、山西（58.58张）、江西（57.25张）、安徽（54.57张），湖南比安徽多18.62张。（见表5-4、图5-4）

表5-4　　　　　　　　中部地区每万人口医疗卫生机构床位数

排名	省区市	每万人口医疗卫生机构床位数（张）
1	湖南	73.19
2	湖北	68.04
3	河南	66.41
4	山西	58.58
5	江西	57.25
6	安徽	54.57

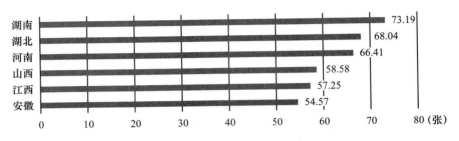

图 5-4　中部地区每万人口医疗卫生机构床位数排序

3. 每万人口基层医疗卫生机构人员数

根据统计数据，中部地区省份的"每万人口基层医疗卫生机构人员数"的排序是河南（30.40 人）、湖南（30.06 人）、湖北（29.97 人）、山西（29.62 人）、江西（25.24 人）、安徽（23.15 人），河南比安徽多7.25 人。（见图 5-5、表 5-5）

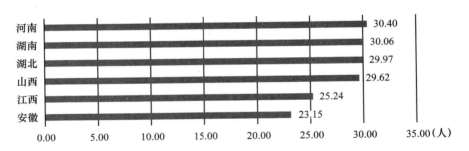

图 5-5　中部地区每万人口基层医疗卫生机构人员数排序

表 5-5　　　　　中部地区每万人口基层医疗卫生机构人员数

排名	省区市	每万人口基层医疗卫生机构人员数（人）
1	河南	30.40
2	湖南	30.06
3	湖北	29.97
4	山西	29.62
5	江西	25.24
6	安徽	23.15

4. 人均基层医疗卫生机构诊疗人次

根据统计数据，中部地区省份的"人均基层医疗卫生机构诊疗人次"的排序是河南（3.77人次/万人）、湖北（3.17人次/万人）、江西（3.09人次/万人）、安徽（3.07人次/万人）、湖南（2.18人次/万人）、山西（1.64人次/万人），河南比山西多2.13人次/万人。（见图5-6、表5-6）

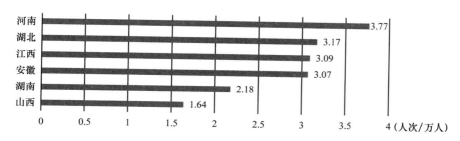

图5-6　中部地区人均基层医疗卫生机构诊疗人次排序

表5-6　　　　　　　中部地区人均基层医疗卫生机构诊疗人次

排名	省区市	人均基层医疗卫生机构诊疗人次（人次/万人）
1	河南	3.77
2	湖北	3.17
3	江西	3.09
4	安徽	3.07
5	湖南	2.18
6	山西	1.64

5. 政府卫生支出占卫生总费用的比重

根据统计数据，中部地区省份的"政府卫生支出占卫生总费用的比重"的排序是江西（40.09%）、安徽（31.76%）、河南（30.18%）、山西（29.90%）、湖南（28.11%）、湖北（25.10%），江西比湖北多14.99个百分点。（见图5-7、表5-7）

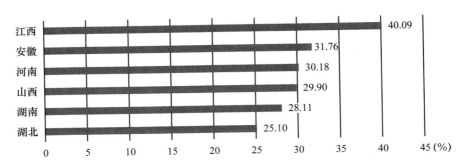

图 5 - 7   中部地区政府卫生支出占卫生总费用的比重排序

表 5 - 7   中部地区政府卫生支出占卫生总费用的比重

排名	省区市	政府卫生支出占卫生总费用的比重（%）
1	江西	40.09
2	安徽	31.76
3	河南	30.18
4	山西	29.90
5	湖南	28.11
6	湖北	25.10

二   中部地区健康服务

（一）中部地区健康服务得分及分析

根据统计数据，中部 6 省中，湖北（83.88 分）、河南（82.28 分）2 省健康服务指数高于全国平均值（81.66 分），湖南（80.64 分）、安徽（80.24 分）、江西（79.29 分）、山西（76.35 分）4 省低于全国平均值。中部地区健康服务表现相较于全国平均水平较差。（见表 5 - 8、图 5 - 8）

表 5 - 8   中部地区健康服务指数得分和排名

排名	省区市	2021 年健康服务指数得分	2021 年健康服务指数百分制得分
1	湖北	8.615421888	83.88
2	河南	8.290587466	82.28
3	湖南	7.963980889	80.64
4	安徽	7.884556258	80.24

续表

排名	省区市	2021 年健康服务指数得分	2021 年健康服务指数百分制得分
5	江西	7.699480349	79.29
6	山西	7.138470081	76.35
	全国平均值	8.166557802	81.66
	百分标准值	12.24553175	100

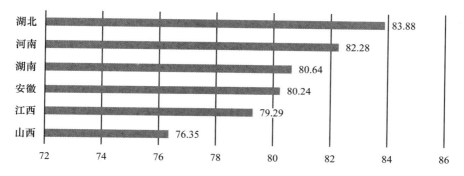

图 5-8 中部地区健康服务指数排序

显然，中部地区的"健康服务"，有 4 个省份高于 80 分，江西、山西 2 个省份低于 80 分，反映了中部地区健康服务与其他省份的差距。

（二）健康服务相关指标分析

"健康服务"领域有"卫生健康支出占 GDP 比重""每万人口全科医生数"等 7 个指标，这里选其中的 4 个指标作排序分析。

1. 人均卫生费用

根据统计数据，中部地区省份的"人均卫生费用"的排序是湖北（3951.21 元）、湖南（3601.22 元）、山西（3282.00 元）、河南（3227.66 元）、江西（3170.63 元）、安徽（3159.72 元），湖北比安徽多791.49 元。（见表 5-9、图 5-9）

表 5-9 中部地区人均卫生费用

排名	省区市	人均卫生费用（元）
1	湖北	3951.21
2	湖南	3601.22

排名	省区市	人均卫生费用（元）
3	山西	3282.00
4	河南	3227.66
5	江西	3170.63
6	安徽	3159.72

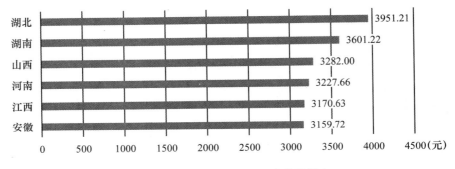

图 5-9   中部地区人均卫生费用排序

2. 每万人口医疗卫生机构健康检查人数

根据统计数据，中部地区省份的"每万人口医疗卫生机构健康检查人数"的排序是江西（3004.06 人）、河南（2878.18 人）、湖北（2766.80 人）、安徽（2607.22 人）、山西（2323.80 人）、湖南（2288.96 人），江西比湖南多 715.10 人。（见图 5-10、表 5-10）

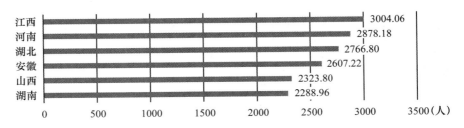

图 5-10   中部地区每万人口医疗卫生机构健康检查人数排序

表 5 - 10　　　　中部地区每万人口医疗卫生机构健康检查人数

排名	省区市	每万人口医疗卫生机构健康检查人数（人）
1	江西	3004.06
2	河南	2878.18
3	湖北	2766.80
4	安徽	2607.22
5	山西	2323.80
6	湖南	2288.96

3. 公立和民营医院病床使用率

根据统计数据，中部地区省份的"公立和民营医院病床使用率"的排序是湖北（92.3%）、河南（88.1%）、江西（84.8%）、湖南（83.7%）、安徽（83.1%）、山西（76.6%），湖北比山西高 15.7 个百分点。（见图 5 - 11、表 5 - 11）

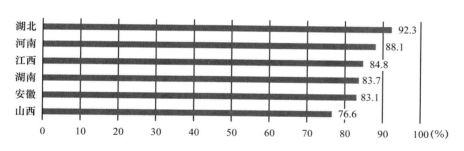

图 5 - 11　中部地区公立和民营医院病床使用率排序

表 5 - 11　　　　中部地区公立和民营医院病床使用率

排名	省区市	公立和民营医院病床使用率（%）
1	湖北	92.3
2	河南	88.1
3	江西	84.8
4	湖南	83.7
5	安徽	83.1
6	山西	76.6

4.每万人口家庭卫生服务人次数

根据统计数据，中部地区省份的"每万人口家庭卫生服务人次数"的排序是安徽（1312.80人次）、湖北（374.44人次）、湖南（338.58人次）、山西（335.10人次）、河南（280.53人次）、江西（217.53人次），安徽比江西多1095.27人次。（见图5-12、表5-12）

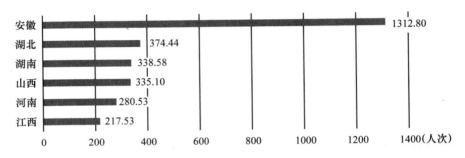

图5-12　中部地区每万人口家庭卫生服务人次数排序

表5-12　　　　　中部地区每万人口家庭卫生服务人次数

排名	省区市	每万人口家庭卫生服务人次数（人次）
1	安徽	1312.80
2	湖北	374.44
3	湖南	338.58
4	山西	335.10
5	河南	280.53
6	江西	217.53

三　中部地区健康保障

（一）中部地区健康保障得分及分析

根据统计数据，中部6省中，山西（67.31分）、湖北（67.22分）、湖南（65.31分）、江西（64.59分）、安徽（64.34分）河南（64.12分）6省均低于全国平均值（69.41分）。中部地区健康保障低于全国69.41分的平均水平，得分最高的山西为67.31分，比全国平均水平低2.1分。（见图5-13、表5-13）

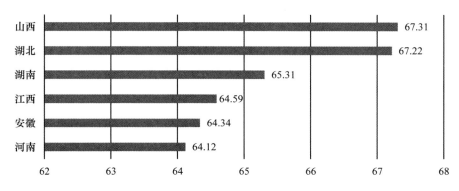

图 5 - 13　中部地区健康保障指数排序

表 5 - 13　　　　　　　　　　中部地区健康保障指数得分和排名

排名	省区市	2021 年健康保障指数得分	2021 年健康保障指数百分制得分
1	山西	7. 489704643	67. 31
2	湖北	7. 471268219	67. 22
3	湖南	7. 051633625	65. 31
4	江西	6. 896913855	64. 59
5	安徽	6. 844127297	64. 34
6	河南	6. 797248167	64. 12
	全国平均值	7. 965083078	69. 41
	百分标准值	16. 53311919	100

（二）健康保障相关指标分析

健康保障领域共有 5 个指标，这里选其中的 4 个指标作排序分析。

1. 失业保险参保人数占总人口的比重

根据统计数据，中部地区省份的"失业保险参保人数占总人口的比重"的排序是山西（11.90%）、湖北（10.45%）、湖南（8.77%）、河南（8.69%）、安徽（8.15%）、江西（6.21%），山西比江西高 5.69 个百分点。（见图 5 - 14、表 5 - 14）

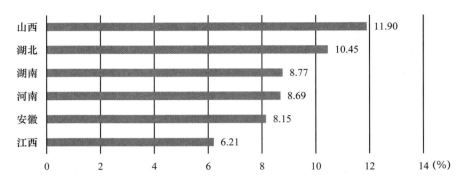

图 5 - 14　中部地区失业保险参保人数占总人口的比重排序

表 5 - 14　　　　　中部地区失业保险参保人数占总人口的比重

排名	省区市	失业保险参保人数占总人口的比重（%）
1	山西	11.90
2	湖北	10.45
3	湖南	8.77
4	河南	8.69
5	安徽	8.15
6	江西	6.21

2. 参加工伤保险人数占总人口的比重

根据统计数据，中部地区省份的"参加工伤保险人数占总人口的比重"的排序是山西（16.74%）、湖北（12.11%）、湖南（11.67%）、江西（11.56%）、安徽（10.04%）、河南（10.02%），山西比河南高 6.72个百分点。（见表 5 - 15、图 5 - 15）

表 5 - 15　　　　　中部地区参加工伤保险人数占总人口的比重

排名	省区市	参加工伤保险人数占总人口的比重（%）
1	山西	16.74
2	湖北	12.11
3	湖南	11.67
4	江西	11.56
5	安徽	10.04
6	河南	10.02

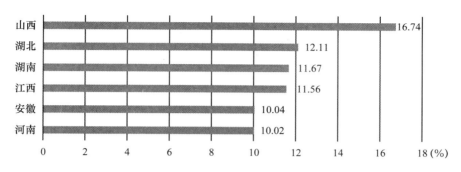

图 5-15 中部地区参加工伤保险人数占总人口的比重排序

3. 基本医疗保险参保人数占总人口的比重

根据统计数据，中部地区省份的"基本医疗保险参保人数占总人口的比重"的排序是河南（106.74%）、安徽（105.74%）、江西（102.49%）、湖南（97.08%）、湖北（93.85%）、山西（87.59%），河南比山西高19.15个百分点。（见图5-16、表5-16）

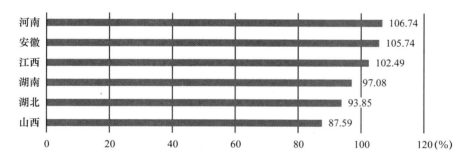

图 5-16 中部地区基本医疗保险参保人数占总人口的比重排序

表 5-16　　　　　中部地区基本医疗保险参保人数占总人口的比重

排名	省区市	基本医疗保险参保人数占总人口的比重（%）
1	河南	106.74
2	安徽	105.74
3	江西	102.49
4	湖南	97.08
5	湖北	93.85
6	山西	87.59

4. 城镇登记失业率

根据统计数据，中部地区省份的"城镇登记失业率"的排序是湖北（2.4%）、安徽（2.6%）、湖南（2.7%）、山西（2.7%）、江西（2.9%）、河南（3.2%），湖北比河南低0.8个百分点。（见图5-17、表5-17）

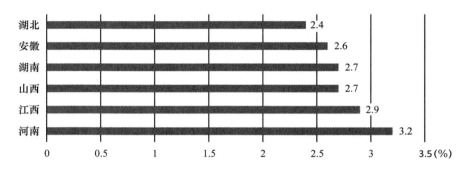

图5-17　中部地区城镇登记失业率排序

表5-17　　　　　　　　　　中部地区城镇登记失业率

排名	省区市	城镇登记失业率（%）
1	湖北	2.4
2	安徽	2.6
3	湖南	2.7
4	山西	2.7
5	江西	2.9
6	河南	3.2

四　中部地区健康环境

（一）中部地区健康环境得分及分析

根据统计数据，中部6省中，湖南（89.36分）、安徽（88.06分）、河南（87.72分）、江西（87.12分）4省得分高于全国平均值（86.62分），湖北（86.57分）、山西（85.61分）2省虽然低于全国平均值（86.62分），但也都达到了85分以上的水平。中部地区健康环境指数相对于"健康资源""健康服务""健康保障"领域的指数得分而言，有较好的基础。（见图5-18、表5-18）

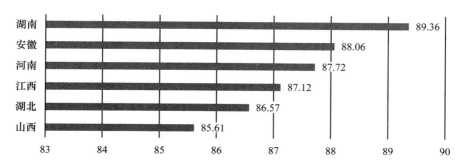

图 5 - 18　中部地区健康环境指数排序

表 5 - 18　　　　　　　中部地区健康环境指数得分和排名

排名	省区市	2021 年健康环境指数得分	2021 年健康环境指数百分制得分
1	湖南	24.60060859	89.36
2	安徽	23.89305163	88.06
3	河南	23.70641825	87.72
4	江西	23.38486067	87.12
5	湖北	23.08868007	86.57
6	山西	22.57978132	85.61
	全国平均值	23.11668222	86.62
	百分标准值	30.81085463	100

（二）健康环境相关指标分析

健康环境领域共有 5 个指标，这里比较分析其中 4 个指标的排名。

1. 每万人拥有公共汽电车辆

根据统计数据，中部地区省份的"每万人拥有公共汽电车辆"的排序是湖南（17.94 标台）、安徽（13.23 标台）、河南（12.29 标台）、山西（11.30 标台）、湖北（10.82 标台）、江西（9.63 标台），湖南比江西多 8.31 标台。（见图 5 - 19、表 5 - 19）

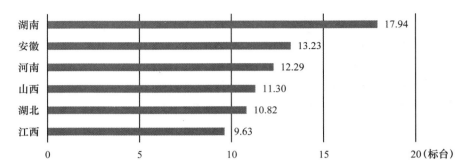

图 5 - 19　　中部地区每万人拥有公共汽电车辆排序

表 5 - 19　　　　　　　　中部地区每万人拥有公共汽电车辆

排名	省区市	每万人拥有公共汽电车辆（标台）
1	湖南	17.94
2	安徽	13.23
3	河南	12.29
4	山西	11.30
5	湖北	10.82
6	江西	9.63

2. 建成区绿化覆盖率

根据统计数据，中部地区省份的"建成区绿化覆盖率"的排序是江西（45.5%）、安徽（42.7%）、山西（42.3%）、湖南（41.2%）、河南（41.0%）、湖北（38.9%），江西比湖北高6.6个百分点。（见表5 - 20、图5 - 20）

表 5 - 20　　　　　　　　中部地区建成区绿化覆盖率

排名	省区市	建成区绿化覆盖率（%）
1	江西	45.5
2	安徽	42.7
3	山西	42.3
4	湖南	41.2
5	河南	41.0
6	湖北	38.9

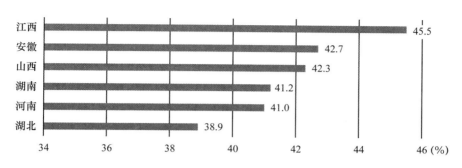

图 5 - 20　中部地区建成区绿化覆盖率排序

3. 城市污水日处理能力

根据统计数据，中部地区省份的"城市污水日处理能力"的排序是河南（849.3 万立方米）、湖北（809.4 万立方米）、安徽（704.7 万立方米）、湖南（691.8 万立方米）、江西（332.8 万立方米）、山西（301.3 万立方米），河南比山西多 548 万立方米。（见图 5 - 21、表 5 - 21）

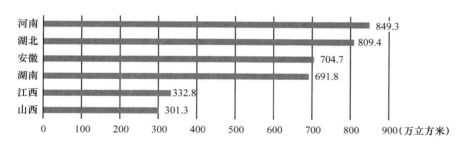

图 5 - 21　中部地区城市污水日处理能力排序

表 5 - 21　　　　　　　中部地区城市污水日处理能力

排名	省区市	城市污水日处理能力（万立方米）
1	河南	849.3
2	湖北	809.4
3	安徽	704.7
4	湖南	691.8
5	江西	332.8
6	山西	301.3

4. 人均废气中污染物排放量

根据统计数据，中部地区省份的"人均废气中污染物排放量"的排序是山西（0.06 吨）、安徽（0.03 吨）、江西（0.03 吨）、河南（0.02 吨）、湖北（0.02 吨）、湖南（0.02 吨），山西比河南、湖北、湖南高 0.04 吨。（见图 5－22、表 5－22）

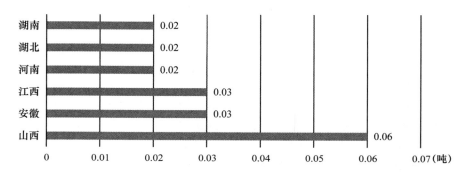

图 5－22　中部地区人均废气中污染物排放量排序

表 5－22　　　　　　　中部地区人均废气中污染物排放量

排名	省区市	人均废气中污染物排放量（吨）
1	湖南	0.02
2	湖北	0.02
3	河南	0.02
4	江西	0.03
5	安徽	0.03
6	山西	0.06

五　中部地区健康水平

（一）中部地区健康水平得分及分析

根据统计数据，中部 6 省中，江西（89.56 分）、山西（89.46 分）、湖南（89.22 分）、安徽（89.16 分）4 省得分高于全国平均值（88.37 分），河南（88.19 分）、湖北（78.45 分）2 省低于全国平均值（88.37 分）。（见图 5－23、表 5－23）

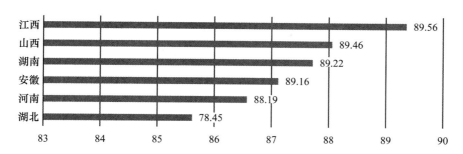

图 5 - 23　中部地区健康水平指数排序

表 5 - 23　　　　　　　中部地区健康水平指数得分和排名

排名	省区市	2021 年健康水平指数得分	2021 年健康水平指数百分制得分
1	江西	18.91738087	89.56
2	山西	18.87489083	89.46
3	湖南	18.77351159	89.22
4	安徽	18.74631414	89.16
5	河南	18.3409301	88.19
6	湖北	14.51559815	78.45
	全国平均值	18.41851642	88.37
	百分标准值	23.58379456	100

　　中部地区的"健康水平"除了湖北低于全国平均值 88.37 分之外，河南也低于全国平均值 0.18 分，中部地区排名第一的江西比最后一名湖北要高 11.11 分。湖北健康水平较低的主要原因是 4 个指标排名靠后，其中"死亡率"在全国 31 个省区市排第二十六名；"新冠肺炎感染率"在全国排第三十一名；"新冠肺炎治愈率"在全国排第二十九名；"新冠肺炎死亡率"在全国排第三十一名。显然湖北由于受 2020 年新冠肺炎疫情影响，导致"健康水平"排在最后。

　　（二）健康水平相关指标分析

　　"健康水平"领域共有 6 个指标，这里选其中 3 个作排名分析。

　　1. 预期寿命（2010 年）

　　根据统计数据，中部地区省份的"预期寿命"的排序是安徽（75.08 岁）、山西（74.92 岁）、湖北（74.87 岁）、湖南（74.70 岁）、河南（74.57 岁）、江西（74.33 岁），安徽比江西多 0.75 岁。（见图 5 - 24、

表 5 - 24)

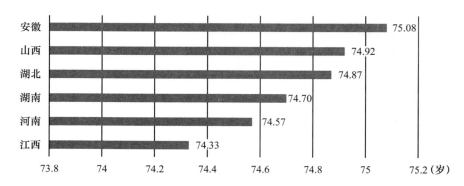

图 5 - 24　中部地区预期寿命排序

表 5 - 24　　　　　　　　　中部地区预期寿命

排名	省区市	预期寿命（岁）
1	安徽	75.08
2	山西	74.92
3	湖北	74.87
4	湖南	74.70
5	河南	74.57
6	江西	74.33

2. 孕产妇死亡率

根据统计数据，中部地区省份的"孕产妇死亡率"的排序是湖北（7.1 人/10 万人）、江西（7.4 人/10 万人）、河南（9.2 人/10 万人）、湖南（9.5 人/10 万人）、安徽（11.3 人/10 万人）、山西（12.5 人/10 万人），湖北比山西少 5.4 人/10 万人。（见表 5 - 25、图 5 - 25）

表 5 - 25　　　　　　　　　中部地区孕产妇死亡率

排名	省区市	孕产妇死亡率（1/10 万）
1	湖北	7.1
2	江西	7.4
3	河南	9.2

排名	省区市	孕产妇死亡率（1/10 万）
4	湖南	9.5
5	安徽	11.3
6	山西	12.5

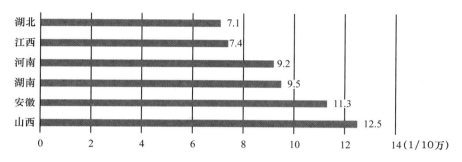

图 5 - 25　中部地区孕产妇死亡率排序

3. 死亡率

根据统计数据，中部地区省份的"死亡率"的排序是山西（5.85‰）、江西（6.03‰）、安徽（6.04‰）、河南（6.84‰）、湖北（7.08‰）、湖南（7.28‰），山西比湖南低1.43 个千分点。（见图 5 - 26、表 5 - 26）

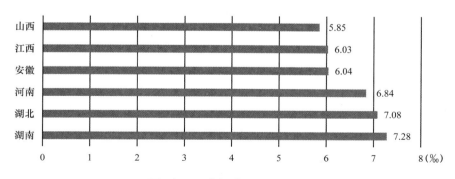

图 5 - 26　中部地区死亡率排序

表 5－26　　　　　　　　　中部地区死亡率

排名	省区市	死亡率（‰）
1	山西	5.85
2	江西	6.03
3	安徽	6.04
4	河南	6.84
5	湖北	7.08
6	湖南	7.28

第三节　中部地区健康中国推进行动

一　中部地区健康中国推进行动整体状况

中部地区一直是中国推进多方面改革的重要区域，自2006年《中共中央、国务院关于促进中部地区崛起的若干意见》印发以来，该地区就被赋予协调东中西区域发展的关键位置，因而推动其在经济、政治、文化、社会和生态等方面的建设就显得尤为必要，是联动东部沿海和西部内陆的发展枢纽。至2012年，为大举实施促进中部地区崛起战略，进一步促进中部地区经济、政治、文化、社会和生态等又好又快发展，国务院出台了《国务院关于大力实施促进中部地区崛起战略的若干意见》，意在巩固中部地区发展成果、发挥中部地区协调优势、加快中部地区崛起速度。2019年5月21日，习近平总书记在南昌主持召开推动中部地区崛起工作座谈会，强调新时代中部地区崛起的新挑战和新任务，同时指明了中部地区崛起之路的基本方向——要在供给侧结构性改革、实施创新驱动发展战略以及发展战略性新兴产业上下更大功夫，在高质量发展中塑造中部地区新时代崛起之貌。2021年中部地区健康中国推进行动整体不理想，与东部地区存在较大差距。

基于对中部崛起战略的认识，可以较为深刻地理解中部地区在健康中国建设中的关键性和地位的重要性，也是从整体上理解了中部地区一直以来保持上升趋势的根本动因。聚焦中部地区6省的健康中国推进行动，又有不同的推进行动路径和方式。

河南在开展健康中国推进行动时处在中部地区领先地位，不过与全国相比，健康资源、健康服务、健康环境高于全国平均值，相对地健康保障、健康水平则在全国平均值以下。不过河南一直以来较为关注于健康领域的发展，特别是在 2020 年推出《健康中原行动实施方案（2020—2030 年）》后，健康建设效果有所提升，有助于打造较为良好的健康环境。

湖南则稍逊于河南，不过与 2020 年对比，湖南的健康中国指数方面提升了 1.82%，这也佐证了湖南开展健康中国推进行动的成效。具体来看，健康环境和健康水平推进效果较为突出，远高于全国平均值，相比之下健康资源、健康服务、健康保障则多处于全国平均值以下。此外，湖南在开展健康中国推进行动中积极作为，推出了《健康湖南行动（2020—2030 年）》，并在 2020 年以来营造了较好的健康环境，促进了健康水平的提升。

江西位列中部地区第三位，与 2020 年相比江西的健康中国指数提升了 0.57%，健康服务、健康环境、健康水平高于全国平均值，不过在健康资源和健康保障上却低于全国平均值，尤其是健康保障与全国平均值差距较远。这就解释了江西在开展健康中国推进行动中为何在健康服务、健康环境、健康水平较高的情况下依旧排名靠后，主要源自江西对健康资源和健康保障方面的短板，2020 年，江西发布《江西省人民政府关于健康江西行动的实施意见》，全面推进健康中国行动。

安徽处于中部地区第四位，与 2020 年相比安徽健康中国指数提升了 0.88%。其中健康环境、健康水平高于全国平均值，不过健康服务、健康资源和健康保障居于全国平均值以下。2020 年安徽发布《健康安徽行动实施方案》，在全面推进健康行动的同时，聚焦健康服务、健康资源和健康保障等方面予以关注和改进。

湖北开展健康中国推进行动的效果一般，位列中部地区第五。与 2020 年相比健康中国指数提升了 0.49%。在健康中国各领域指数中健康资源、健康服务超过了全国平均值，在健康保障、健康环境和健康水平上则低于全国平均值，而且健康水平与全国平均值差距较远。可以说，湖北在推进健康中国建设中取得了一些成绩，不过多数健康中国指数还不足以达到全国平均值水平，所以湖北的《"健康湖北 2030"行动纲要重点任务分工方案》聚焦问题，明确任务分工，全面推进健康中国行动。

山西则在开展健康中国推进行动中效果最低，虽然与 2020 年相比，山西的健康中国指数提升了 0.52%，但仅有健康水平高过全国平均值，其他的健康资源、健康服务、健康保障和健康环境四项则远低于全国平均值。这也表明：山西出台《"健康山西 2030" 规划纲要》《山西省人民政府关于推进健康中国·山西行动的实施意见》后，在健康山西行动规划上做出了较多的努力，也取得了一定的进步，不过健康发展整体效果依旧不明显，与中部地区其他省均存在差距，后面发展仅凭健康水平这一个长板无法弥补整体的缺陷，健康山西行动应走全面健康发展道路。

综合来看，这既说明中部地区 6 省在贯彻落实健康中国战略，开展健康中国推进行动上有所成效，同时也根据中共中央、国务院《"健康中国 2030" 规划纲要》和《国务院关于实施健康中国行动的意见》出台了相应的健康发展文件，使得中部地区可以因地制宜地、有序地做出一系列健康改进策略，提高本区域健康发展水平。但是，没有一个省是在健康资源、健康服务、健康保障、健康环境、健康水平上全面高于全国平均值的，最好的也仅有三项高于全国平均值，因而从中部地区健康中国建设综合指数整体反映的情况来看，是属于健康建设较为不足的区域，有待不断改进，提升中部地区整体健康发展水平。

二　中部地区开展健康中国推进行动的四方面优势

中部地区之所以具备开展健康中国推进行动的基础和能力，主要源自制度引领、组织动员、互联网技术应用和东中西区域协调等四方面优势，较好地引导了中部地区的健康建设朝着又好又快的发展方向迈进。

（一）制度引领优势推进健康中国行动

根据中共中央、国务院《"健康中国 2030" 规划纲要》和《国务院关于实施健康中国行动的意见》，中部地区 6 省出台了各自的健康中国行动方案，将国家战略和地方实际充分结合，实现了制度引领下中部地区因地制宜开展健康中国推进行动的规范化践行之路。

以《健康中原行动实施方案（2020—2030 年）》为例，河南提出要"以习近平新时代中国特色社会主义思想为指导，全面贯彻党的十九大和十九届二中、三中、四中全会精神，认真落实中共中央、国务院及省委、省政府决策部署，坚持新时代卫生与健康工作方针，坚持改革创新，强化政府、社会、个人责任，加快推动卫生健康工作理念、服务方式从以治病为中心转变为以人民健康为中心，以全方位干预健康影响因素、维护全生命周期健康、防控重大疾病为重点，全面提升人民群众健康水平，为建设健康中原奠定坚实基础"，同时基于现状要积极开展符合国家要求的健康推进方向，同时兼具河南地域特色的健康知识普及行动、合理膳食行动、全民健身行动、控烟行动、心理健康促进行动、健康环境促进行动、妇幼健康促进行动、中小学健康促进行动、职业健康保护行动、老年健康行动、心脑血管疾病防治行动、癌症防治行动、慢性呼吸系统疾病防治行动、糖尿病防治行动、传染病及地方病防治行动等 15 项健康中国行动，主张在健康中原行动推进委员会统筹推进下积极开展健康中国行动监测评估，同时以健全支撑体系为保障，以营造社会氛围为目标，号召全中原人一同将健康中国行动践行到底。

（二）组织动员优势推进健康中国行动

开展健康中国推进行动中的组织动员优势指的是在健康发展过程中，中国共产党和各级政府可以充分将社会中的人力、物力、财力、精神力量等吸纳于一体，实现多主体参与下的健康中国行动，展现出协同共赢的健康发展特征。这种优势在人口聚集的中部地区体现得较为明显。

中部地区 6 省中人口众多、组织林立，其中河南、湖南、安徽、湖北 4 省作为人口大省尤为突出，这说明中部地区具备着人员参与的潜在优势。鉴于此优势，在健康行动中激发和调动广大人民群众积极参与到开展健康中国推进行动的战略之中是有一定必要性的，能够举全省人民之合力，提升本省的整体健康水平，故此受到了 6 个省份的普遍重视。

如《健康安徽行动实施方案》明确指明了，落实健康安徽行动一方面应在政府内部构建健全有序的领导体制和工作机制，将各部门联合起来，围绕健康安徽行动分工责权，将健康理念充分融入与所有政策之中，以此实现行政体系的内部动员；另一方面是需要进行社会动员，鼓励个人和家庭积极参与健康安徽行动，落实个人健康责任，养成健康生活方式，直至将健康行动变成生活中的一种习惯。

（三）互联网技术应用优势助力健康行动成果共享

为适应信息化、智能化和专业化趋势，中国多数省份主动选择了互联网技术加持的新型健康发展模式，优化了原有的健康供给结构，实现了线上线下多渠道的健康中国行动推进策略。值得一提的是，中部地区6省也积极跟随改革潮流，展现出强有力的互联网技术应用优势。

具体而言，河南采用"两微一端"新媒体技术实现了"互联网＋健康科普"、"互联网＋健康监测"和"互联网＋健康服务"等多项健康行动创新；湖南号召各相关社会网站应积极传播健康科普知识，鼓励全社会投入健康中国行动；江西建立了"健康江西行动"官网，着重宣传实施健康江西行动、促进全民健康的重大意义、目标任务和重大举措；安徽依托互联网和大数据，对主要指标、重点任务的实施进度进行年度监测，同时注重促进"互联网＋医疗健康"发展，推动健康信息共享；湖北十分看重互联网技术应用，全力推进湖北健康云服务计划，推动惠及群众的健康信息服务和智慧医疗服务，同时也注重将互联网技术硬要把关于健康监测乃至催生健康新产业、新业态、新模式等多项领域中，实现互联网技术应用在健康中国行动中的全覆盖目标；山西尽管在开展健康中国推进行动上与中部地区其他5省相比有所差距，不过在面对互联网技术应用趋势上也较为积极主动，采用了"互联网＋健康科普""互联网＋妇幼健康"等新型健康发展形式，注重依靠互联网技术在开展健康中国推进行动中不断营造"人人参与、人人尽力、人人享有"的社会共识，不断优化全社会健康风貌。可以说，中部地区6省均看重于互联网技术应用，表现出较为明显的应用优势，这也是维持中部地区开展健康中国推进行动效能和效果的关键因素。

（四）东中西区域协调优势推进健康中国行动

中部地区6省夹在东部地区和西部地区之间的位置，因而也对应具有了协调东中西区域健康发展的天然地域优势。

中部地区6省整体上与东部地区相比还存有很大差距，有着向东部地区学习借鉴的必要性，尤其是新时代环境下如何能够像东部地区城市一样符合民众多样化、个性化健康诉求，比如互联网技术应用就是一个向东部地区学习的例子，也已成为中部地区开展健康中国推进行动的优势之一。另外，中部地区与西部地区相邻，更有利于将融入东部地区先进经验的健康发展模式带到西部地区，最终带动西部地区一起做好健康服务，更好地满足西部地区的民众需求。

此外，中部地区不仅仅在协调东中西区域健康发展上表现出较为明显的优势，在充分发挥京津冀协同发展和粤港澳大湾区建设的牵引作用，以及协调南北方联动发展上亦能发挥出较强的协调作用。鉴于此，中部地区在开展健康中国推进行动上的意义就显得较为突出。

三　中部地区开展健康中国推进行动的三大短板

中部地区在开展健康中国推进行动中也存在着健康资源供给不足、健康发展差距明显、抱团发展意识欠缺三方面主要问题，影响着中部地区健康中国推进行动的整体效果。

（一）健康资源供给不足

对于中部地区健康资源评判主要涉及中部地区每万人口医疗卫生机构数、每万人口医疗卫生机构床位数、每万人口基层医疗卫生机构人员数、人均基层医疗卫生机构诊疗人次、每万人口中医类医疗卫生机构数、政府卫生支出占卫生总费用的比重、每万人口中医类卫生机构床位数等七方面的状况，整体反映了健康中国建设必需的软硬资源的储备情况。根据 2021 年中部地区健康资源指数得分显示，在中部地区 6 省中，排名从高到低依次为河南（82.02 分）、湖北（78.54 分）、江西（78.12 分）、湖南（77.11 分）、安徽（74.15 分）、山西（73.11 分），与全国平均值 78.49 分相比，仅有河南和湖北在其之上，江西、湖南、安徽、山西均低于全国平均值，其中山西距离全国平均值最远，由此可见中部地区的整体健康资源状况堪忧。

追溯原因，主要涉及两个层面：其一，从人口数量层面看，中部地区人口基数本身就大，健康资源按照人均评定，同等健康资源储备量下中部地区评分自然会因人口基数问题导致分值偏低；其二，从健康资源供给能力看，中部地区由于本身经济远不如东部地区，导致其在健康资源供给上与东部地区相比差距甚远，同样造成了中部地区健康资源评分不高的问题。因此，如何正视中部地区人口构成，以及进一步优化健康资源供给能力成为化解该问题的关键所在。

（二）健康发展区域差距明显

从 2021 年数据反映出的信息来看，河南（78.80 分）虽位居中部地区健康中国建设综合指数榜首，但在 31 个省区市榜单中排在第十三名；

湖南（78.71 分）则排在 31 个省区市榜单中的第十五名，河南和湖南还能处于 31 个省区市榜单的中游地位。不过，随后江西（77.99 分）是第二十名、安徽（77.82 分）是第二十一名、湖北（77.67 分）是第二十三名、山西（77.33 分）是第二十四名，均处于 31 个省区市榜单的下游区水平。

由此反映出中部地区 6 省份在开展健康中国推进行动多处于中游和下游水平，导致中部地区整体水平较弱，与东部地区差距明显。这种现象背后说明了中部地区在经济效率、社会保障、公共文化、教育水平、健康条件设置等方面较为不足，同时这些不足内容的集聚加重了中部地区健康中国行动推进难度，产生了健康质量下降、城市存在多样化健康隐患增加等一系列不健康问题，这就需要构建良好的健康中国行动保障体系，推进中部地区健康中国行动布局。

（三）抱团发展意识欠缺

中部地区地域面积广、人口众多，在开展健康中国推进行动上理应具有较为强大的发展潜力，无论从辐射广度还是延伸深度均可以超越其他省市，却限于能力不足，这部分潜力仍未充分激发出来。不过，深入健康中国行动每一个推进环节，中部地区 6 省份并非表现完全不堪，在健康资源、健康服务、健康保障、健康环境、健康水平等维度中总有一到两项突出的，而且 6 省份之间情况不一，强弱项各异。若是可以发挥中部地区 6 省份合力，则有望弥补单个省开展健康中国推进行动效能不强的窘境。

就健康服务一项来看，2021 年中部地区健康服务指数得分的排名与整体指数排名就有所不同。通过对比中部地区 6 省数据，可以了解到湖北、河南一直在该领域领跑中部地区，湖南则是属于后来者居上，安徽、江西和山西属于维持现状或有退步状况，退步最为明显的是江西，存在较大滑落，在整体上看山西仍应在健康服务方面引起重视。安徽、江西还需像湖南一样加大对健康服务的重视，湖北、河南和湖南需要继续保持，尽量处于上升趋势。这就看出在健康服务该领域中，中部地区 6 省其实在推进时各有千秋。

只可惜中部地区 6 省之间都是单独省份的发展，缺乏必要的内部合作，无法将各自所长予以共享，难以发挥出 6 省联动的合力效能，进而以强有力的姿态在中部地区大举开展健康中国推进行动。

四　中部地区开展健康中国推进行动的策略

习近平总书记认为，"人民健康是社会文明进步的基础，是民族昌盛和国家富强的重要标志，也是广大人民群众的共同追求。要站位全局、着眼长远，聚焦面临的老难题和新挑战，拿出实招硬招，全面推进健康中国建设。要把人民健康放在优先发展的战略地位，努力全方位全周期保障人民健康，加快建立完善制度体系，保障公共卫生安全，加快形成有利于健康的生活方式、生产方式、经济社会发展模式和治理模式，实现健康和经济社会良性协调发展"。[①] 围绕习近平总书记提出的人民健康发展要求，结合中部地区发展现状，尤其是短板部位，提出了建立健康资源综合募集体系、制定学习东部地区健康发展规划、实现中部地区6省联动推进三方面改良策略，以期进一步提升中部地区落实健康中国行动上的践行效果。

（一）建立健康资源综合募集体系

中部地区6省应清醒认识到自身健康资源供给不足的问题的严峻性，对应建立健康资源综合募集体系，发动全社会积极参与到健康中国行动的资源保障建设环节之中，贡献各自力量。对此，主要包括多主体和多渠道两方面意涵。

一方面，建立健康资源综合募集体系意味着多主体积极参与。在开展健康中国推进行动中无论政府、企业、社会组织乃至公众都负有与健康发展相关的权责和义务。围绕健康资源供给难问题，每一个有关于健康发展的主体力量均有责任予以化解，具体则主要依托承担生产或提供健康资源相关行动的方式，由此大力募集健康资源，用于保障健康中国行动的推进过程，比如政府制定规划，企业、社会组织主动参与，个人和家庭积极配合等。

另一方面，建立健康资源综合募集体系应寻求线上线下多渠道发展。健康资源综合募集体系需要配以合理、合法和较为有效的渠道，才能有效达成应有的应用效果。除了线下募集外，中部地区6省可建立专门的

---

① 习近平：《努力全方位全周期保障人民健康》，《中国老年》2020年第24期。

官方网站和公众号，传播有关于人力、物力、财力、精神力量等健康资源募集消息，汇聚多主体健康资源，由此建成立足健康中国推进行动的健康互助共同体。

（二）制定学习东部地区健康发展规划

向东部地区学习应是中部地区未来发展的重要规划之一。东部地区由于经济发展、城市建设和社会保障等方面速度较快，使得在开展健康中国推进行动中彰显出较为明显的推进优势，这是其他区域难以匹敌的。不过，中部地区依然要主动向东部地区求教，学习其在开展健康中国推进行动过程中的方式方法，对应提升相关领域的建设水平。

具体到规划设计上，主要包括"五培"和"一换"两类策略。所谓"五培"，就是在开展健康中国推进行动中应采取健康理念培训、健康服务培训、健康保障培训、健康传播培训、健康环境培训等五类培训方式，系统学习东部地区先进经验，将其与中部地区实际发展相结合；相对地，"一换"则指的是鼓励中部地区与开展健康中国推进行动有关的政府、企业、社会组织等主体内成员到东部地区交换发展，学习本地区健康发展的经验，从而将更为鲜活的东部地区健康中国推进先进策略行动引入中部地区，改进中部地区6省健康发展的体系和能力，促进中部地区更好地达成健康中国推进目标。

（三）实现中部地区6省联动推进

为解决中部地区6省单独开展健康中国推进行动中不平衡、不充分的难题，应树立抱团发展的基本理念，实现中部地区6省联动推进。在实践中可根据2021年7月22日发布的《中共中央 国务院关于新时代推动中部地区高质量发展的意见》的要求，打破省与省之间的隔绝状态，依靠健康资源互补、健康服务互促、健康保障互利、健康环境互惠、健康水平互赢等多方面战略布局，加强六省联系，围绕开展健康中国推进行动形成亲密无间的伙伴关系，更好地发挥中部地区承东启西、连南接北的区位优势，促使健康中国推进行动能够朝向高效、优质和可持续的方向发展。

第六章　西部地区健康中国建设分析

中国西部地区包括重庆市，四川省，陕西省，云南省，贵州省，广西壮族自治区，甘肃省，青海省，宁夏回族自治区，西藏自治区，新疆维吾尔自治区，内蒙古自治区的乌兰察布、呼和浩特、包头、鄂尔多斯、锡林郭勒、阿拉善盟，涉及十二个省、自治区和直辖市。除四川盆地和关中平原以外，绝大部分地区是我国经济欠发达、需要加强开发的地区。

从全国层面来看，长期以来，西部地区健康发展水平普遍较低，健康发展的总体状况不容乐观，与东部地区差距较大，推动西部地区向健康中国发展转型的任务十分艰巨。从 2020 年我国政府对中西部地区居民健康生活状况的监测数据来看，包括重庆市，四川省，陕西省，云南省，贵州省，广西壮族自治区，甘肃省，青海省，宁夏回族自治区，西藏自治区，新疆维吾尔自治区，内蒙古自治区的乌兰察布、呼和浩特、包头、鄂尔多斯、锡林郭勒、阿拉善盟的广大西部地区健康素养水平达到 16.72%，较 2019 年增长了 2.42 个百分点，但是低于全国平均水平（23.15%）。

第一节　西部地区健康中国综合指数

一　西部地区健康中国综合指数得分排序

根据计算结果，西部地区健康中国综合指数得分排名前三位的是：重庆（83.55 分）、四川（80.76 分）、新疆（80.07 分）；排名后三位的是：贵州（76.54 分）、云南（75.71 分）、西藏（74.58 分），排名第一的重庆比排名最后的西藏高 8.97 分。（见图 6 – 1）

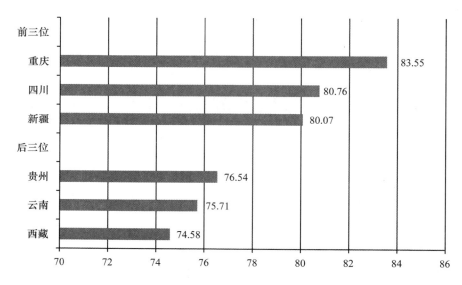

图6－1　西部地区健康中国综合指数前、后三位比较

二　西部地区健康中国综合指数分析

根据计算结果，西部地区中，重庆（83.55分）、四川（80.76分）、新疆（80.07分）高于全国平均值（79.75分），宁夏（78.66分）、陕西（78.49分）、广西（78.15分）、甘肃（77.26分）、青海（77.04分）、内蒙古（76.99分）、贵州（76.54分）、云南（75.71分）、西藏（74.58分）低于全国平均值。（见表6－1）

表6－1　　　　　　　西部地区健康中国综合指数得分和排名

排名	省区市	健康中国综合指数各维度的百分制得分					2021年健康中国指数百分制得分
		健康资源	健康服务	健康保障	健康环境	健康水平	
1	重庆	82.77	81.60	81.72	83.51	89.15	83.55
2	四川	86.71	83.51	67.27	88.13	89.06	80.76
3	新疆	77.25	85.89	69.49	84.19	86.96	80.07
4	宁夏	76.83	81.35	68.05	84.1	88.03	78.66
5	陕西	78.87	79.04	66.77	86.79	88.98	78.49
6	广西	75.61	82.72	63.6	86.79	89.06	78.15
7	甘肃	82.96	80.05	62.92	84.54	86.97	77.26

续表

排名	省区市	健康中国综合指数各维度的百分制得分					2021 年健康中国指数百分制得分
		健康资源	健康服务	健康保障	健康环境	健康水平	
8	青海	80.53	78.95	66.23	82.69	84.88	77.04
9	内蒙古	78.72	76.27	65.95	83.3	88.84	76.99
10	贵州	80.51	78.32	63.71	84.29	85.77	76.54
11	云南	78.7	79.35	61.48	86.19	83.16	75.71
12	西藏	85.43	75.85	62.81	82.13	79.57	74.58
	全国平均值	78.49	81.66	69.41	86.62	88.37	79.75

第二节　西部地区健康中国建设分指数

一　西部地区健康资源

(一) 西部地区健康资源得分及分析

根据统计数据,西部 12 个省份中,四川 (86.71 分)、西藏 (85.43 分)、甘肃 (82.96 分)、重庆 (82.77 分)、青海 (80.53 分)、贵州 (80.51 分)、陕西 (78.87 分)、内蒙古 (78.72 分)、云南 (78.70 分) 9 个省份健康资源指数高于全国平均值 (78.49 分),新疆 (77.25 分)、宁夏 (76.83 分)、广西 (75.61 分) 3 省低于全国平均值。西部地区健康资源表现相较于全国平均水平较好。(见表 6-2、图 6-2)

表 6-2　　　　　　西部地区健康资源指数得分和排名

排名	省区市	2021 年健康资源指数得分	2021 年健康资源指数百分制得分
1	四川	58.66335662	86.71
2	西藏	56.93625275	85.43
3	甘肃	53.69980469	82.96
4	重庆	53.4494492	82.77
5	青海	50.59978566	80.53
6	贵州	50.57385365	80.51
7	陕西	48.5264342	78.87
8	内蒙古	48.34467127	78.72

续表

排名	省区市	2021年健康资源指数得分	2021年健康资源指数百分制得分
9	云南	48.32878956	78.70
10	新疆	46.56427296	77.25
11	宁夏	46.05331612	76.83
12	广西	44.60685721	75.61
	全国平均值	48.06901281	78.49
	百分标准值	78.01938741	100

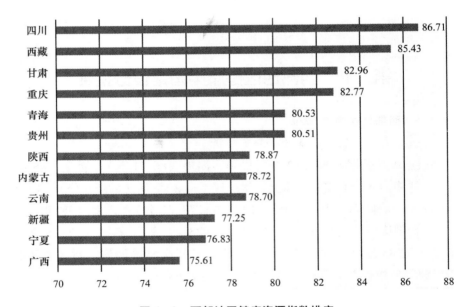

图6-2　西部地区健康资源指数排序

第一名的四川比最后一名广西"健康资源"领域指数得分高11.1分，反映了西部地区不同省份健康资源的差距。

（二）健康资源相关指标分析

"健康资源"领域共有7个评价指标，这里通过每个指标的排序分析，反映西部地区12个省区市健康资源的不同水平。

1. 每万人口医疗卫生机构数

根据统计数据，2021年我国西部地区各省份中，西藏每万人口医疗卫生机构数高居第一，达到19.77个，并遥遥领先其他省份，在西部地区其他省份中，每万人口医疗卫生机构数差距较小，其中最多的是青海，每万人口医疗卫生机构数有10.71个，最少的是云南，每万人口医疗卫生机构数只有5.27个，排在第一位的西藏是排在最后一位的云南的将近4倍。（见图6－3、表6－3）

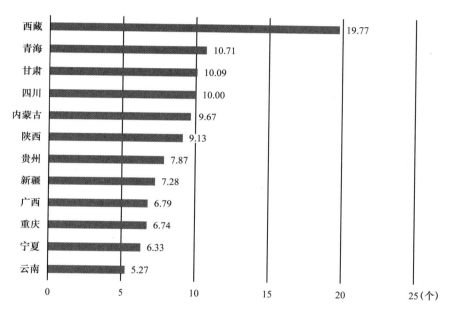

图6－3 西部地区每万人口医疗卫生机构数排序

表6－3　　　　　　　　西部地区每万人口医疗卫生机构数

排名	省区市	每万人口医疗卫生机构数（个）
1	西藏	19.77
2	青海	10.71
3	甘肃	10.09
4	四川	10.00
5	内蒙古	9.67
6	陕西	9.13
7	贵州	7.87
8	新疆	7.28
9	广西	6.79
10	重庆	6.74
11	宁夏	6.33
12	云南	5.27

2. 每万人口医疗卫生机构床位数

根据统计数据，2021 年我国西部地区各省份中，四川、重庆、新疆和贵州每万人口医疗卫生机构数都超过了 70 张，最高的是四川，高达 75.43 张，最低的是贵州，也有 73.14 张，陕西、甘肃、青海、云南和内蒙古每万人口医疗卫生机构床位数都超过了 60 张，但未达到 70 张，其中陕西最多，有 68.58 张，内蒙古最少，只有 63.42 张，而西部剩余三省均未过 60 张，其中宁夏较高，有 58.95 张，西藏最少，只有 48.61 张。（见图 6 - 4、表 6 - 4）

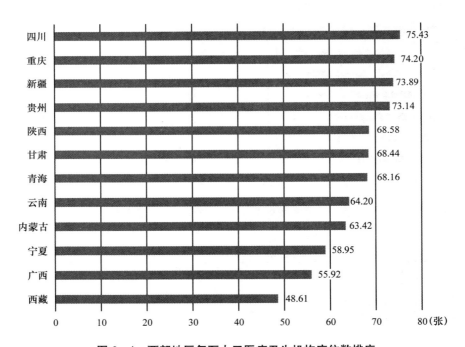

图 6 - 4　西部地区每万人口医疗卫生机构床位数排序

表 6 - 4　　　　　西部地区每万人口医疗卫生机构床位数

排名	省区市	每万人口医疗卫生机构床位数（张）
1	四川	75.43
2	重庆	74.20
3	新疆	73.89

续表

排名	省区市	每万人口医疗卫生机构床位数（张）
4	贵州	73.14
5	陕西	68.58
6	甘肃	68.44
7	青海	68.16
8	云南	64.20
9	内蒙古	63.42
10	宁夏	58.95
11	广西	55.92
12	西藏	48.61

3. 每万人口基层医疗卫生机构人员数

根据统计数据，2021 年我国西部地区各省份中，西藏每万人口基层医疗卫生机构人员数高居第一，达到 56.52 人，并遥遥领先其他省份。在西部地区其他省份中，每万人口基层医疗卫生机构人员数差距较小，最多的是陕西，每万人口基层医疗卫生机构人员数能达到 33.46 人，最少的是宁夏，每万人口基层医疗卫生机构人员数只有 25.90 人，排在第一位的西藏比排在最后一位的宁夏多 30.62 人。（见表 6 - 5、图 6 - 5）

表 6 - 5　　　　西部地区每万人口基层医疗卫生机构人员数

排名	省区市	每万人口基层医疗卫生机构人员数（人）
1	西藏	56.52
2	陕西	33.46
3	四川	33.16
4	贵州	32.48
5	青海	32.33
6	广西	31.99
7	重庆	31.00
8	内蒙古	29.84
9	云南	29.17
10	甘肃	27.82
11	新疆	26.30
12	宁夏	25.90

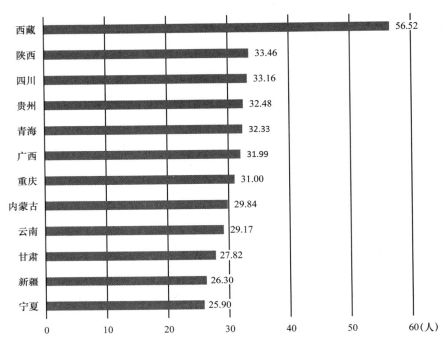

图6-5　西部地区每万人口基层医疗卫生机构人员数排序

4. 人均基层医疗卫生机构诊疗人次

根据统计数据，2021年我国西部地区各省份中，四川人均基层医疗卫生机构诊疗人次高居第一，达到3.77人次，比排在第二位的云南多0.68人次，新疆、青海和内蒙古人均基层医疗卫生机构诊疗人次最少，排在最后三位，分别是2.14人次、2.01人次和1.85人次，其他七省间差距较小，人均基层医疗卫生机构诊疗人次均在2.5—3.0人次。（见表6-6、图6-6）

表6-6　　　　　西部地区人均基层医疗卫生机构诊疗人次

排名	省区市	人均基层医疗卫生机构诊疗人次（人次）
1	四川	3.77
2	云南	3.09
3	重庆	2.85
4	西藏	2.74

续表

排名	省区市	人均基层医疗卫生机构诊疗人次（人次）
5	宁夏	2.73
6	陕西	2.64
7	广西	2.58
8	贵州	2.57
9	甘肃	2.52
10	新疆	2.14
11	青海	2.01
12	内蒙古	1.85

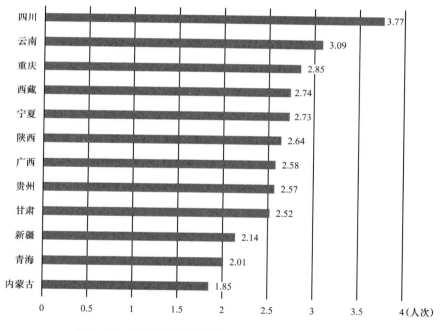

图6-6　西部地区人均基层医疗卫生机构诊疗人次排序

5. 每万人口中医疗类医疗卫生机构数

根据统计数据，2021年我国西部地区各省份中，内蒙古、重庆和四川每万人口中医疗类医疗卫生机构数高居前三，分别达到了1.17个、0.98个和0.84个，广西、云南和贵州每万人口中医疗类医疗卫生机构数最少，分别为0.39个、0.36个和0.35个，青海、甘肃、陕西、西藏、宁夏和新疆每万人口中医疗类医疗卫生机构数差距较小，最多的是青海，每万人口中医疗类医疗卫生机构数能达到0.66个，最少的是新疆，每万人口中医疗类医疗卫生机构数只有0.47个。（见图6-7、表6-7）

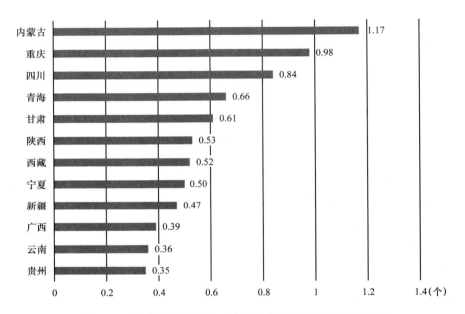

图6-7　西部地区每万人口中医疗类医疗卫生机构数排序

表6-7　　　　　西部地区每万人口中医疗类医疗卫生机构数

排名	省区市	每万人口中医疗类医疗卫生机构数（个）
1	内蒙古	1.17
2	重庆	0.98
3	四川	0.84
4	青海	0.66
5	甘肃	0.61
6	陕西	0.53
7	西藏	0.52
8	宁夏	0.50
9	新疆	0.47
10	广西	0.39
11	云南	0.36
12	贵州	0.35

6. 政府卫生支出占卫生总费用的比重

根据统计数据，2021 年我国西部地区各省份中，西藏的政府卫生支出占卫生总费用的比重高居第一，达到 66.3%，并遥遥领先其他省份，在西部地区其他省份中，政府卫生支出占卫生总费用的比重差距较小，最多的是青海，政府卫生支出占卫生总费用的比重能达到 45.97%，最少的是陕西，政府卫生支出占卫生总费用的比重只有 26.58%，排在第一位的西藏比排在最后一位的陕西多 39.72 个百分点。（见图 6-8、表 6-8）

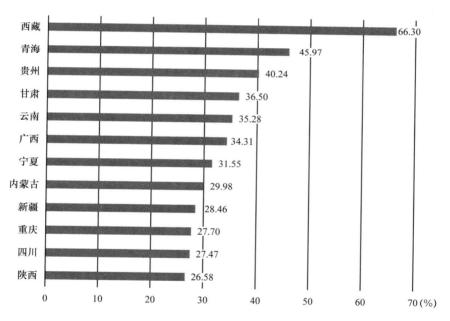

图 6-8　政府卫生支出占卫生总费用的比重排序

表 6-8　　　　　　　西部地区政府卫生支出占卫生总费用的比重

排名	省区市	政府卫生支出占卫生总费用的比重（%）
1	西藏	66.30
2	青海	45.97
3	贵州	40.24
4	甘肃	36.50
5	云南	35.28
6	广西	34.31

续表

排名	省区市	政府卫生支出占卫生总费用的比重（%）
7	宁夏	31.55
8	内蒙古	29.98
9	新疆	28.46
10	重庆	27.70
11	四川	27.47
12	陕西	26.58

7. 每万人口中医类卫生机构床位数

根据统计数据，2021 年我国西部地区各省份中，甘肃、内蒙古、重庆、四川和青海每万人口中医类卫生机构床位数都超过了 12 张，其中，甘肃更是高达 16.36 张，排在第一位，青海较少，但也有 12.15 张；新疆、贵州、宁夏和陕西每万人口中医类卫生机构床位数都超过了 10 张，但未达到 12 张，其中新疆最多，有 11.78 张，陕西最少，只有 10.58 张，而西部剩余三省均未超过 10 张，其中云南较多，有 9.58 张，西藏最少，只有 8.34 张。（见图 6-9、表 6-9）

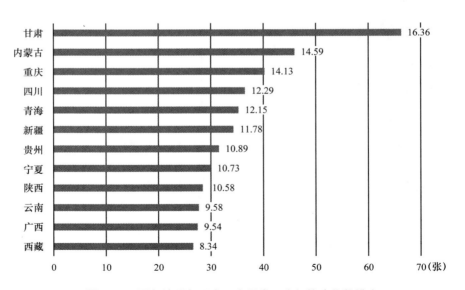

图6-9　西部地区每万人口中医类卫生机构床位数排序

表 6 - 9　　　　　　西部地区每万人口中医类卫生机构床位数

排名	省区市	每万人口中医类卫生机构床位数（张）
1	甘肃	16.36
2	内蒙古	14.59
3	重庆	14.13
4	四川	12.29
5	青海	12.15
6	新疆	11.78
7	贵州	10.89
8	宁夏	10.73
9	陕西	10.58
10	云南	9.58
11	广西	9.54
12	西藏	8.34

二　西部地区健康服务

（一）西部地区健康服务得分及分析

根据统计数据，西部 12 个省份中，新疆（85.89 分）、四川（83.51 分）、广西（82.72 分）3 省健康服务指数高于全国平均值（81.66 分），重庆（81.6 分）、宁夏（81.35 分）、甘肃（80.05 分）、云南（79.35 分）、陕西（79.04 分）、青海（78.95 分）、贵州（78.32 分）、内蒙古（76.27 分）、西藏（75.85 分）9 个省份低于全国平均值。西部地区健康服务表现相较于全国平均水平较差。（见表 6 - 10、图 6 - 10）

表 6 - 10　　　　　西部地区健康服务指数得分和排名

排名	省区市	2021 年健康服务指数得分	2021 年健康服务指数百分制得分
1	新疆	9.033118121	85.89
2	四川	8.540275783	83.51
3	广西	8.379270187	82.72
4	重庆	8.153035955	81.6
5	宁夏	8.103047333	81.35
6	甘肃	7.847888906	80.05
7	云南	7.710127249	79.35

续表

排名	省区市	2021 年健康服务指数得分	2021 年健康服务指数百分制得分
8	陕西	7.64938534	79.04
9	青海	7.632109886	78.95
10	贵州	7.510881151	78.32
11	内蒙古	7.124011064	76.27
12	西藏	7.045286232	75.85
	全国平均值	8.166557802	81.66
	百分标准值	12.24553175	100

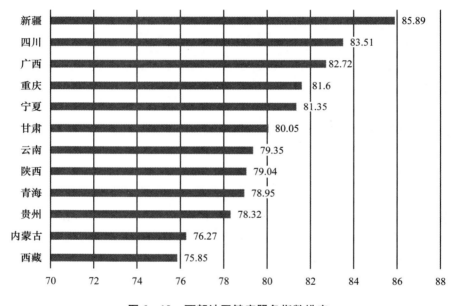

图 6-10　西部地区健康服务指数排序

显然，西部地区的"健康服务"，有 6 个省份高于 80 分，云南、陕西、青海、贵州、内蒙古、西藏 6 个省份低于 80 分，反映了西部地区健康服务的差距。

（二）健康服务相关指标分析

"健康服务"领域有"卫生健康支出占 GDP 比重""每万人口全科医生数"等 7 个指标，这里通过每个指标的排序分析，反映西部地区 12 个省区市健康服务的不同水平。

1. 卫生健康支出占 GDP 比重

根据统计数据，2021 年我国西部地区卫生健康支出占 GDP 比重排在前五位的是西藏（7.25%）、青海（5%）、甘肃（3.74%）、贵州（3.19%）、宁夏（2.84%），排在后五位的是新疆（2.22%）、四川（2.02%）、内蒙古（1.87%）、陕西（1.81%）、重庆（1.62%）；排在第一位的西藏比排在最后一位的重庆高出 5.63 个百分点，由此可见我国对西部地区健康卫生的重视。（见图 6 - 11、表 6 - 11）

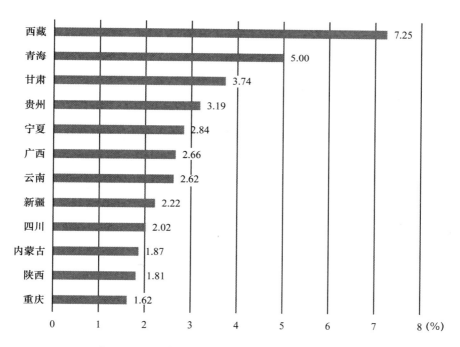

图 6 - 11　西部地区卫生健康支出占 GDP 比重排序

表 6 - 11　　　　　　西部地区卫生健康支出占 GDP 比重

排名	省区市	卫生健康支出占 GDP 比重（%）
1	西藏	7.25
2	青海	5.00
3	甘肃	3.74
4	贵州	3.19
5	宁夏	2.84

续表

排名	省区市	卫生健康支出占 GDP 比重（%）
6	广西	2.66
7	云南	2.62
8	新疆	2.22
9	四川	2.02
10	内蒙古	1.87
11	陕西	1.81
12	重庆	1.62

2. 人均卫生费用

根据统计数据，2021 年我国西部地区人均卫生费用排在前五位的是青海（5107.2 元）、宁夏（4992.64 元）、西藏（4881.82 元）、新疆（4843.23 元）、陕西（4508.42 元），排在后五位的是四川（3900.12 元）、云南（3425.52 元）、贵州（3325.52 元）、甘肃（3303.72 元）、广西（3278.54 元）；排在第一位的青海人均卫生费用比排在最后一位的广西高出 1828.66 元，从整体来看，这 12 个省份的人均费用趋势趋于平缓，由此可见我国整体对西部地区卫生领域的投入的比例较重。（见表 6 - 12、图 6 - 12）

表 6 - 12　　　　　　　　西部地区人均卫生费用

排名	省区市	人均卫生费用（元）
1	青海	5107.2
2	宁夏	4992.64
3	西藏	4881.82
4	新疆	4843.23
5	陕西	4508.42
6	重庆	4430.65
7	内蒙古	4272.88
8	四川	3900.12
9	云南	3425.52
10	贵州	3325.52
11	甘肃	3303.72
12	广西	3278.54

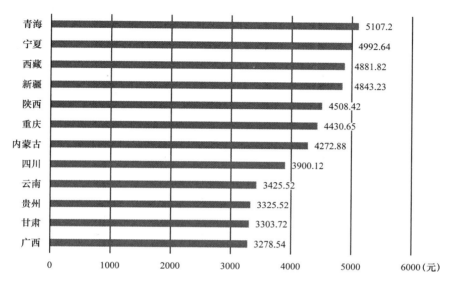

图6-12 西部地区人均卫生费用排序

3. 每万人口全科医生数

根据统计数据，2021年我国西部地区每万人口全科医生数排在前五位的是重庆（2.60人）、青海（2.49人）、内蒙古（2.28人）、甘肃（2.26人）、新疆（2.17人），排在后五位的是四川（2.13人）、西藏（1.83人）、云南（1.81人）、贵州（1.78人）、陕西（1.37人）；排在第一位的重庆和最后一位的陕西相差不多，整体来看，图表的趋势平缓，由此可见我国对西部地区健康卫生的重视以及全科医生数的普及。（见表6-13、图6-13）

表6-13　　　　　　　西部地区每万人口全科医生数

排名	省区市	每万人口全科医生数（人）
1	重庆	2.6
2	青海	2.49
3	内蒙古	2.28
4	甘肃	2.26
5	新疆	2.17

续表

排名	省区市	每万人口全科医生数（人）
6	宁夏	2.16
7	广西	2.15
8	四川	2.13
9	西藏	1.83
10	云南	1.81
11	贵州	1.78
12	陕西	1.37

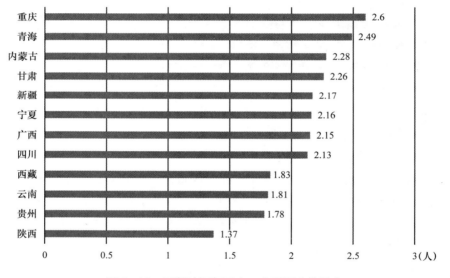

图 6 – 13　西部地区每万人口全科医生数排序

4. 每万人口医疗卫生机构健康检查人数

根据统计数据，表 6 – 14 为 2021 年我国西部地区每万人口医疗卫生机构健康检查人数，从排名上看，排在前五位的是新疆（6753.84 人）、西藏（5097.73 人）、四川（3743.36 人）、宁夏（3590.81 人）、广西（3041.6 人），排在后五位的是甘肃（2800.33 人）、青海（2702.51 人）、云南（2329.2 人）、贵州（2280.12 人）、内蒙古（2202.26 人）；排在第一位的新疆比排在最后一位的内蒙古高出 4371.58 人。整体上看，新疆地区和西藏地区的每万人口医疗卫生机构健康检查人数最多，其他地区趋

势趋于平缓。（见图6-14、表6-14）

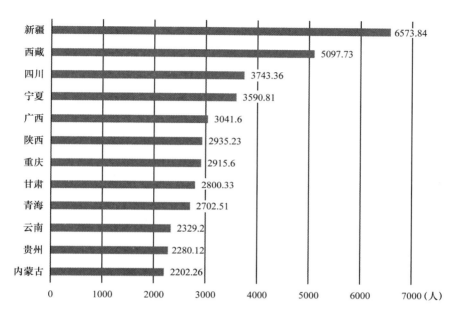

图6-14　西部地区每万人口医疗卫生机构健康检查人数排序

表6-14　　　　　西部地区每万人口医疗卫生机构健康检查人数

排名	省区市	每万人口医疗卫生机构健康检查人数（人）
1	新疆	6573.84
2	西藏	5097.73
3	四川	3743.36
4	宁夏	3590.81
5	广西	3041.6
6	陕西	2935.23
7	重庆	2915.6
8	甘肃	2800.33
9	青海	2702.51
10	云南	2329.2
11	贵州	2280.12
12	内蒙古	2202.26

5. 公立和民营医院病床使用率

根据统计数据，整体来说，2021 年我国西部地区 12 个省份的公立和民营医院病床使用率趋势趋于平缓，排在第一位的是广西，其公立和民营医院病床使用率为 90.00%，排在最后一位的是西藏，其公立和民营医院病床使用率为 64.8%。（见图 6－15、表 6－15）

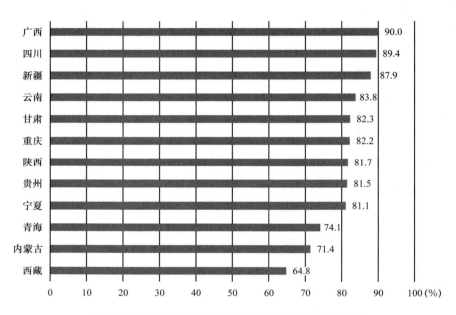

图 6－15　西部地区公立和民营医院病床使用率排序

表 6－15　　　　　　　西部地区公立和民营医院病床使用率

排名	省区市	公立和民营医院病床使用率（%）
1	广西	90.0
2	四川	89.4
3	新疆	87.9
4	云南	83.8
5	甘肃	82.3
6	重庆	82.2
7	陕西	81.7
8	贵州	81.5
9	宁夏	81.1

排名	省区市	公立和民营医院病床使用率（%）
10	青海	74.1
11	内蒙古	71.4
12	西藏	64.8

6. 每万人口家庭卫生服务人次数

根据统计数据，2021 年我国西部地区每万人口家庭卫生服务人次数排在前五位的是西藏（2895.12 人次）、四川（1015.77 人次）、青海（798.52 人次）、宁夏（674.68 人次）、新疆（581.84 人次），排在后五位的是内蒙古（307.75 人次）、广西（292.03 人次）、重庆（232.4 人次）、贵州（230.39 人次）、陕西（84.44 人次）；排在第一位的西藏和最后一位的陕西相比相差很多，除了西藏地区之外的其他地区趋势平缓。（见图 6 - 16、表 6 - 16）

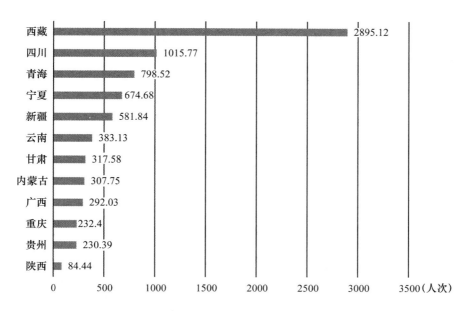

图 6 - 16　西部地区每万人口家庭卫生服务人次排序

表 6 – 16　　　　　　　　　　西部地区每万人口家庭卫生服务人次

排名	省区市	每万人口家庭卫生服务人次（人次）
1	西藏	2895.12
2	四川	1015.77
3	青海	798.52
4	宁夏	674.68
5	新疆	581.84
6	云南	383.13
7	甘肃	317.58
8	内蒙古	307.75
9	广西	292.03
10	重庆	232.4
11	贵州	230.39
12	陕西	84.44

7. 每万人口公众健康教育活动

根据统计数据，2021 年我国西部地区每万人口健康教育活动排名前四名的省份有青海、内蒙古、甘肃、西藏，该四个省份的占比相比其他省份较高，而其他省份的占比较少，排名后四名的省份为新疆（0.55 次）、云南（0.38 次）、重庆（0.21 次）、广西（0.18 次）。由此可见我国对健康教育活动的普及还不够全面，有待提升。（见表 6 – 17、图 6 – 17）

表 6 – 17　　　　　　　　　　西部地区每万人口公众健康教育活动

排名	省区市	每万人口公众健康教育活动（次）
1	青海	3.01
2	内蒙古	2.53
3	甘肃	2.03
4	西藏	1.72
5	陕西	1.18
6	宁夏	0.65
7	贵州	0.62
8	四川	0.62
9	新疆	0.55
10	云南	0.38
11	重庆	0.21
12	广西	0.18

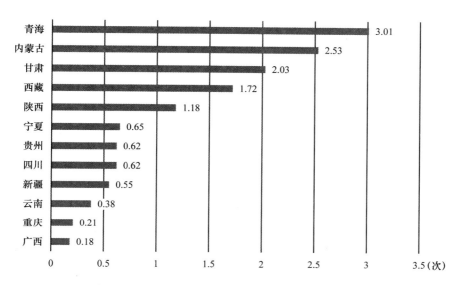

图6－17 西部地区每万人口公众健康教育活动排序

三 西部地区健康保障

（一）西部地区健康保障得分及分析

根据统计数据，西部12个省份中，重庆（71.5分）、新疆（69.49分）两省高于全国平均值（69.41分），宁夏（68.05分）、四川（67.27分）、陕西（66.77分）、青海（66.23分）、内蒙古（65.95分）、贵州（63.71分）、广西（63.6分）、甘肃（62.92分）、西藏（62.81分）、云南（61.48分）10省低于全国平均值。西部地区健康保障低于全国69.41分的平均水平，排在最后的云南为61.48分，比全国平均水平低7.93分。（见表6－18、图6－18）

表6－18   西部地区健康保障指数得分和排名

排名	省区市	2021年健康保障指数得分	2021年健康保障指数百分制得分
1	重庆	8.4531217	71.50
2	新疆	7.984559441	69.49
3	宁夏	7.655305261	68.05

续表

排名	省区市	2021年健康保障指数得分	2021年健康保障指数百分制得分
4	四川	7.481470586	67.27
5	陕西	7.37133282	66.77
6	青海	7.25245767	66.23
7	内蒙古	7.191096609	65.95
8	贵州	6.711649197	63.71
9	广西	6.686839403	63.6
10	甘肃	6.545223538	62.92
11	西藏	6.522209461	62.81
12	云南	6.248330617	61.48
	全国平均值	7.965083078	69.41
	百分标准值	16.53311919	100

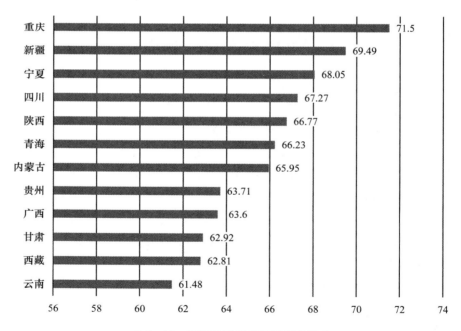

图 6-18　西部地区健康保障指数排序

（二）健康保障相关指标分析

健康保障领域共有 5 个指标，这里通过每个指标的排序分析，反映西部地区 12 个省区市健康保障的不同水平。

1. 失业保险参保人数占总人口的比重

根据统计数据，2021 年中国西部地区 12 个省份失业保险参保人数占总人口的比重，前六位的重庆、宁夏、新疆、四川、陕西和内蒙古所占比重明显高于贵州、广西、西藏、青海、甘肃和云南。其中重庆市失业保险参保人数占总人口的比重在西部各省份中最大。（见图 6 - 19、表 6 - 19）

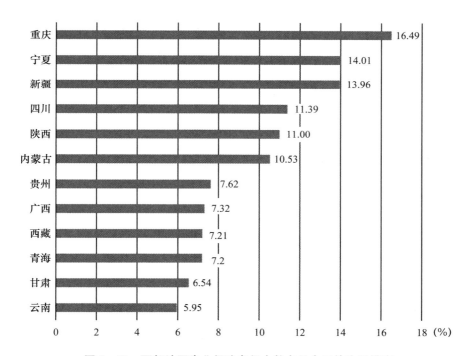

图 6 - 19　西部地区失业保险参保人数占总人口的比重排序

表 6 - 19　　　　　西部地区失业保险参保人数占总人口的比重

排名	省区市	失业保险参保人数占总人口的比重（%）
1	重庆	16.49
2	宁夏	14.01
3	新疆	13.96
4	四川	11.39
5	陕西	11.00
6	内蒙古	10.53

续表

排名	省区市	失业保险参保人数占总人口的比重（%）
7	贵州	7.62
8	广西	7.32
9	西藏	7.21
10	青海	7.2
11	甘肃	6.54
12	云南	5.95

2. 参加工伤保险人数占总人口的比重

根据统计数据，从 2021 年中国西部各地区参加工伤保险人数占总人口的比重来看，重庆市以 21.18% 的比重位居西部各省份之首，表现最好。后三位的甘肃、云南和广西三个地区基本持平，分别为 9.22%、9.03% 和 8.92%。（见图 6-20、表 6-20）

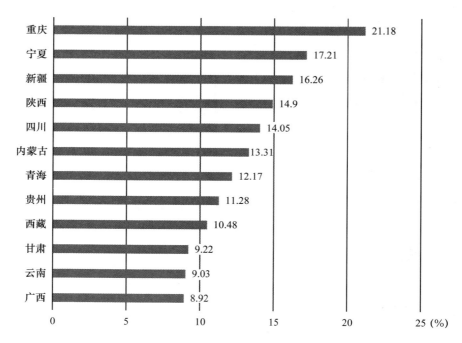

图 6-20　西部地区参加工伤保险人数占总人口的比重排序

表 6 - 20　　　　　西部地区参加工伤保险人数占总人口的比重

排名	省区市	参加工伤保险人数占总人口的比重（%）
1	重庆	21.18
2	宁夏	17.21
3	新疆	16.26
4	陕西	14.9
5	四川	14.05
6	内蒙古	13.31
7	青海	12.17
8	贵州	11.28
9	西藏	10.48
10	甘肃	9.22
11	云南	9.03
12	广西	8.92

3. 基本医疗保险参保人数占总人口的比重

根据统计数据，直至 2021 年，从中国西部各地区基本医疗保险参保人数占总人口的比重排名来看，各省份基本持平，其中贵州省参保人数占总人口比重最大，达到了 115.56%，其他各地区中青海、宁夏、新疆和内蒙古四个地区所占比重最小，只有内蒙古在 90% 以下，为 85.76%。（见表 6 - 21、图 6 - 21）

表 6 - 21　　　　西部地区基本医疗保险参保人数占总人口的比重

排名	省区市	基本医疗保险参保人数占总人口的比重（%）
1	贵州	115.56
2	广西	104.98
3	重庆	104.74
4	四川	102.89
5	陕西	102.19
6	西藏	98.89
7	甘肃	97.2
8	云南	93.32
9	青海	91.76
10	宁夏	91.18
11	新疆	90.89
12	内蒙古	85.76

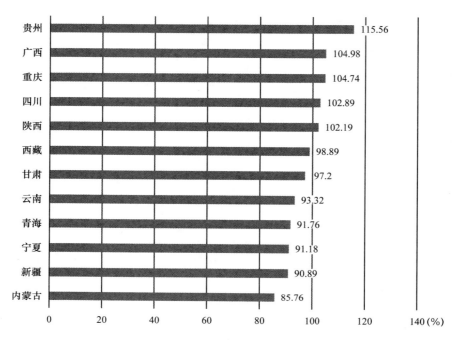

图 6-21　西部地区基本医疗保险参保人数占总人口的比重排序

4. 城镇职工基本养老保险参保人数占总人口的比重

根据统计数据，从 2021 年统计的中国西部城镇职工基本养老保险参保人数占总人口的比重来看，重庆、宁夏、四川、内蒙古、新疆、陕西和青海这七个省份的参保情况均好于其余五个地区，比重都超过了 25%，而贵州、甘肃、广西、西藏和云南参保人数所占的比重均处于 20% 以下。（见表 6-22、图 6-22）

表 6-22　西部地区城镇职工基本养老保险参保人数占总人口的比重

排名	省区市	城镇职工基本养老保险参保人数占总人口的比重（%）
1	重庆	36.10
2	宁夏	32.60
3	四川	32.24
4	内蒙古	30.06
5	新疆	29.50
6	陕西	27.88

续表

排名	省区市	城镇职工基本养老保险参保人数占总人口的比重（％）
7	青海	25. 13
8	贵州	18. 70
9	甘肃	17. 73
10	广西	17. 53
11	西藏	13. 73
12	云南	13. 38

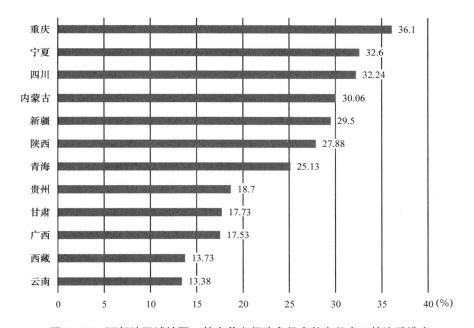

图 6 - 22　西部地区城镇职工基本养老保险参保人数占总人口的比重排序

5. 城镇登记失业率

根据统计数据，从 2021 年中国西部各地区城镇登记失业率的情况来看，内蒙古自治区和宁夏的失业率占比最大，都达到了 3.7%，其次为四川和云南。青海和新疆两个地区的失业率情况较好，均低于 2.5%，其中新疆最低，为 2.1%。由此说明，内蒙古和宁夏地区应更加重视城镇居民失业问题。（见图 6 - 23、表 6 - 23）

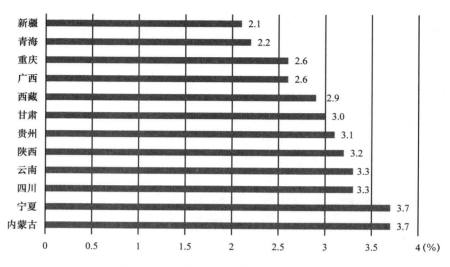

图 6-23　西部地区城镇登记失业率排序

表 6-23　　　　　　　　西部地区城镇登记失业率

排名	省区市	城镇登记失业率（%）
1	新疆	2.1
2	青海	2.2
3	重庆	2.6
4	广西	2.6
5	西藏	2.9
6	甘肃	3.0
7	贵州	3.1
8	陕西	3.2
9	云南	3.3
10	四川	3.3
11	宁夏	3.7
12	内蒙古	3.7

四　西部地区健康环境

（一）西部地区健康环境得分及分析

根据统计数据，西部 12 个省份中，四川（88.13 分）、广西（86.79 分）、陕西（86.79 分）3 省得分高于全国平均值（86.62 分），云南

（86.19分）、甘肃（84.54分）、贵州（84.29分）、新疆（84.19分）、宁夏（84.1分）、重庆（83.51分）、内蒙古（83.3分）、青海（82.69分）、西藏（82.13分）9省低于全国平均值（86.62分）。西部地区健康环境指数处于一个较差的水平。（见图6-24、表6-24）

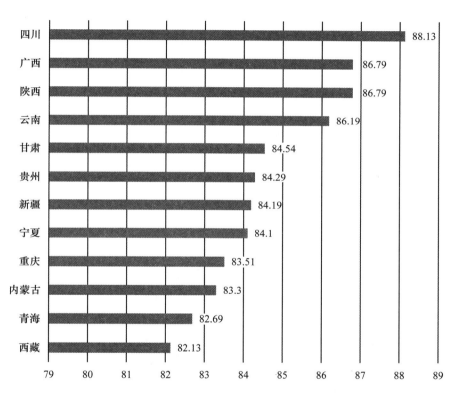

图6-24　西部地区健康环境指数排序

表6-24　　　　　　　　　　西部地区健康环境指数得分和排名

排名	省区市	2021年健康环境指数得分	2021年健康环境指数百分制得分
1	四川	23.93146872	88.13
2	广西	23.20903205	86.79
3	陕西	23.20846988	86.79
4	云南	22.88993307	86.19
5	甘肃	22.02133157	84.54

排名	省区市	2021 年健康环境指数得分	2021 年健康环境指数百分制得分
6	贵州	21.89083832	84.29
7	新疆	21.83858634	84.19
8	宁夏	21.79274798	84.1
9	重庆	21.48709157	83.51
10	内蒙古	21.37932748	83.3
11	青海	21.06664388	82.69
12	西藏	20.783712	82.13
	全国平均值	23.11668222	86.62
	百分标准值	30.81085463	100

（二）健康环境相关指标分析

健康环境领域共有 5 个指标，这里通过每个指标的排序分析，反映西部地区 12 个省区市健康环境的不同水平。

1. 每万人拥有公共汽电车辆

根据统计数据，从 2021 年统计的中国西部每万人拥有公共汽电车辆来看，陕西和青海两个地区情况最好，达到 14 辆以上。其他的新疆、甘肃、四川、云南、宁夏这五个省份拥有情况基本持平，处于 13 辆左右。而内蒙古、贵州、广西和重庆这四个省份每万人拥有数量较少，处在 10 辆左右。西藏地区每万人拥有公共汽电车辆最少，仅有 7.62 标台。（见表 6 - 25、图 6 - 25）

表 6 - 25　　　　　西部地区每万人拥有公共汽电车辆

排名	省区市	每万人拥有公共汽电车辆（标台）
1	陕西	14.73
2	青海	14.09
3	新疆	13.39
4	甘肃	13.29
5	四川	13.25
6	云南	12.97
7	宁夏	12.85

续表

排名	省区市	每万人拥有公共汽电车辆（标台）
8	内蒙古	11.53
9	贵州	11.16
10	重庆	10.10
11	广西	10.10
12	西藏	7.62

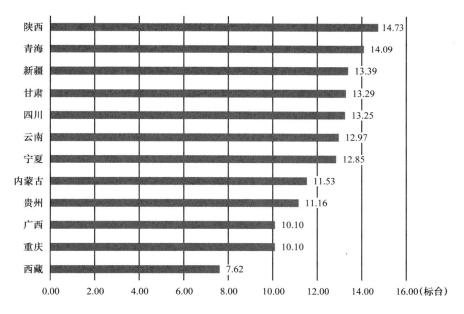

图 6 – 25　西部地区每万人拥有公共汽电车辆排序

2. 建成区绿化覆盖率

根据统计数据，从 2021 年中国西部各建成区绿化覆盖率来看，重庆、四川、宁夏、广西、内蒙古、新疆、云南、贵州和陕西这几个省份占比更高，差别不大，均达到了 39% 以上。而西藏覆盖率占 37.6%、甘肃占 36.0%、青海占 35.2%，位于西部地区后几位。（见图 6 – 26、表 6 – 26）

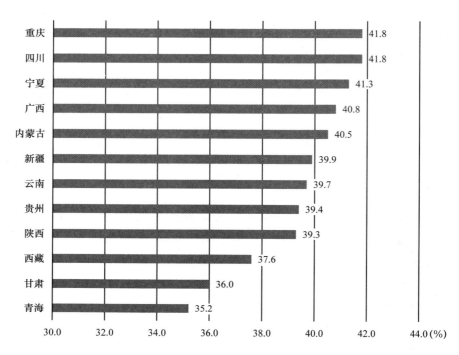

图6-26　西部地区建成区绿化覆盖率排序

表6-26　　　　　　　　　西部地区建成区绿化覆盖率

排名	省区市	建成区绿化覆盖率（%）
1	重庆	41.8
2	四川	41.8
3	宁夏	41.3
4	广西	40.8
5	内蒙古	40.5
6	新疆	39.9
7	云南	39.7
8	贵州	39.4
9	陕西	39.3
10	西藏	37.6
11	甘肃	36.0
12	青海	35.2

3. 城市污水日处理能力

根据统计数据，可以看出 2021 年中国西部各地区城市污水日处理能力，四川和广西两个省份的污水日处理能力最强，均达 700 万立方米以上，明显高于其他各西部地区。而甘肃、宁夏、青海以及西藏污水日处理能力较弱，这几个省份的总和都没污水日处理能力排名第一的四川高。（见图 6 - 27、表 6 - 27）

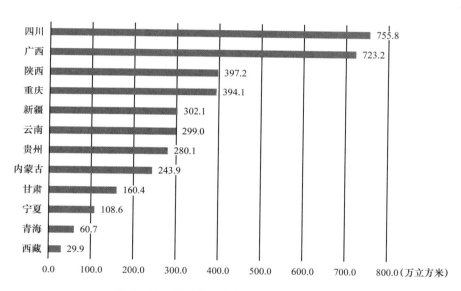

图 6 - 27　西部地区城市污水日处理能力排序

表 6 - 27　　　　　　　西部地区城市污水日处理能力

排名	省区市	城市污水日处理能力（万立方米）
1	四川	755.8
2	广西	723.2
3	陕西	397.2
4	重庆	394.1
5	新疆	302.1
6	云南	299.0
7	贵州	280.1
8	内蒙古	243.9
9	甘肃	160.4

续表

排名	省区市	城市污水日处理能力（万立方米）
10	宁夏	108.6
11	青海	60.7
12	西藏	29.9

4. 生活垃圾无害化处理率

根据统计数据，从 2021 年中国西部地区生活垃圾无害化处理率的情况可以看出，广西、甘肃、宁夏、内蒙古、四川、云南和陕西这些地区的生活垃圾无害化处理率较高，其中广西和甘肃这两个省份的处理率达到了百分之百。而重庆市的生活垃圾无害化处理率最低，仅 88.8%。由此可见，重庆更要重视生活垃圾的处理情况。（见图 6 - 28、表 6 - 28）

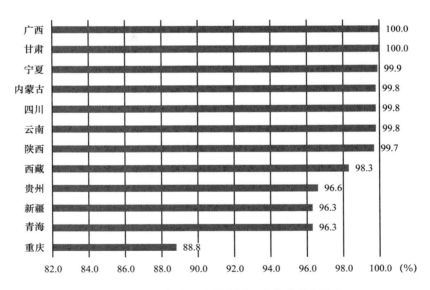

图 6 - 28　西部地区生活垃圾无害化处理率排序

表 6 - 28　　　　　　　西部地区生活垃圾无害化处理率

排名	省区市	生活垃圾无害化处理率（%）
1	广西	100.0
2	甘肃	100.0
3	宁夏	99.9

续表

排名	省区市	生活垃圾无害化处理率（%）
4	内蒙古	99.8
5	四川	99.8
6	云南	99.8
7	陕西	99.7
8	西藏	98.3
9	贵州	96.6
10	新疆	96.3
11	青海	96.3
12	重庆	88.8

5. 人均废气中污染物排放量

根据统计数据，从 2021 年中国西部各地区人均废气中污染物排放量情况来看，内蒙古人均废气中污染物排放量高居第一，达到了 0.11 吨，广西、重庆和四川三省份人均排放量较低，均为 0.02 吨，排在末位的内蒙古的人均废气中污染物排放量是排在第一位的人均排放量的五倍以上。（见表 6 - 29、图 6 - 29）

表 6 - 29　　　　　　　　西部地区人均废气中污染物排放量

排名	省区市	人均废气中污染物排放量（吨）
1	广西	0.02
2	重庆	0.02
3	四川	0.02
4	陕西	0.03
5	云南	0.03
6	贵州	0.04
7	甘肃	0.04
8	西藏	0.05
9	青海	0.06
10	新疆	0.07
11	宁夏	0.1
12	内蒙古	0.11

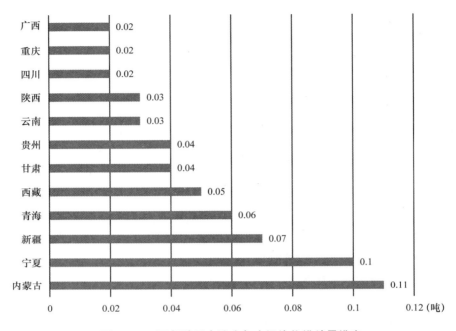

图 6 - 29　西部地区人均废气中污染物排放量排序

五　西部地区健康水平

（一）西部地区健康水平得分及分析

根据统计数据，西部 12 个省份中，重庆（89.15 分）、四川（89.06 分）、广西（89.06 分）、陕西（88.98 分）、内蒙古（88.84 分）5 省份得分高于全国平均值（88.37 分），宁夏（88.03 分）、甘肃（86.97 分）、新疆（86.96 分）、贵州（85.77 分）、青海（84.88 分）、云南（83.16 分）、西藏（79.57 分）7 省份低于全国平均值（88.37 分）。（见表 6 - 30、图 6 - 30）

表 6 - 30　　　　　　　西部地区健康水平指数得分和排名

排名	省区市	2021 年健康水平指数得分	2021 年健康水平指数百分制得分
1	重庆	18.74521058	89.15
2	四川	18.7070458	89.06
3	广西	18.7046142	89.06
4	陕西	18.67229769	88.98
5	内蒙古	18.61282027	88.84
6	宁夏	18.27505682	88.03

续表

排名	省区市	2021 年健康水平指数得分	2021 年健康水平指数百分制得分
7	甘肃	17.83948118	86.97
8	新疆	17.83500075	86.96
9	贵州	17.34919924	85.77
10	青海	16.99206517	84.88
11	云南	16.31006349	83.16
12	西藏	14.93094594	79.57
	全国平均值	18.41851642	88.37
	百分标准值	23.58379456	100

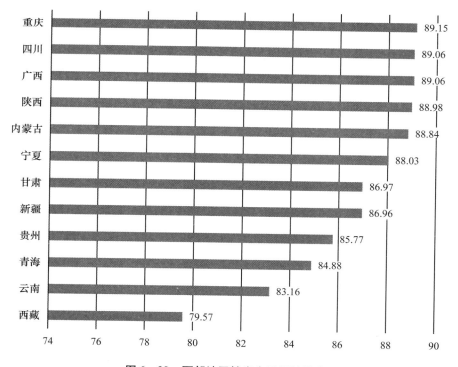

图 6-30 西部地区健康水平指数排序

西部地区"健康水平"排名第一的重庆比最后一名西藏高 9.58 分。

（二）健康水平相关指标分析

"健康水平"领域共有 6 个指标，这里通过 3 个指标的排序分析，反映西部地区 12 个省区市健康水平的不同水平。

1. 预期寿命（2010 年）

根据统计数据，从整体上看，西部地区各省份预期寿命（2010 年）均在 68 岁以上，9 个省份达到 70 岁以上，其中重庆排在第一位，达到 75.7 岁。排名后三位的省份为青海、云南、西藏，预期寿命（2010 年）分别为 69.96 岁、69.54 岁、68.17 岁。（见图 6-31、表 6-31）

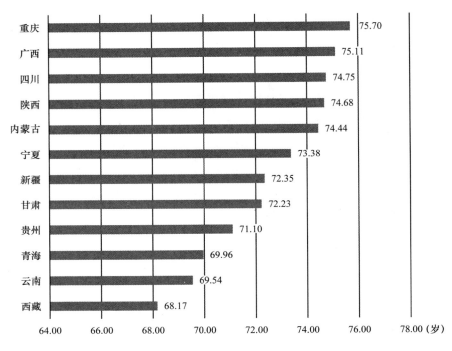

图 6-31　西部地区预期寿命排序

表 6-31　　　　　　　　　　西部地区预期寿命

排名	省区市	预期寿命（岁）
1	重庆	75.70
2	广西	75.11
3	四川	74.75
4	陕西	74.68
5	内蒙古	74.44

续表

排名	省区市	预期寿命（岁）
6	宁夏	73.38
7	新疆	72.35
8	甘肃	72.23
9	贵州	71.10
10	青海	69.96
11	云南	69.54
12	西藏	68.17

2. 孕产妇死亡率

根据统计数据，从2021年中国西部地区孕产妇死亡率的情况可以看出，西藏地区的孕产妇死亡率高居第一，其次是青海。西部地区其他省份明显低于西藏和青海，其中陕西和重庆的孕产妇死亡率最低，由此可见，西藏地区应更要充分重视孕产妇的死亡问题。（见图6-32、表6-32）

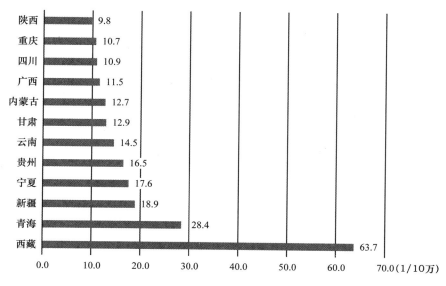

图6-32 西部地区孕产妇死亡率排序

表 6 - 32　　　　　　　　西部地区孕产妇死亡率

排名	省区市	孕产妇死亡率（1/10 万）
1	陕西	9.8
2	重庆	10.7
3	四川	10.9
4	广西	11.5
5	内蒙古	12.7
6	甘肃	12.9
7	云南	14.5
8	贵州	16.5
9	宁夏	17.6
10	新疆	18.9
11	青海	28.4
12	西藏	63.7

3. 死亡率

根据统计数据，从整体上看，西部地区各个省份的死亡率差别不大，均在8‰以下。其中重庆地区的死亡率最高，达7.57‰。西藏和新疆地区死亡率偏低，为4.46‰和4.45‰。（见表6-33、图6-33）

表 6 - 33　　　　　　　　西部地区死亡率

排名	省区市	死亡率（‰）
1	新疆	4.45
2	西藏	4.46
3	内蒙古	5.66
4	宁夏	5.69
5	青海	6.08
6	广西	6.14
7	云南	6.20
8	陕西	6.28
9	甘肃	6.75
10	贵州	6.95
11	四川	7.09
12	重庆	7.57

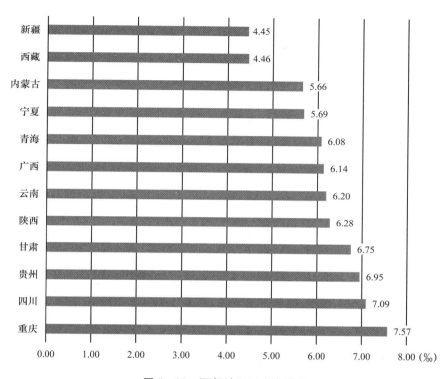

图 6 – 33　西部地区死亡率排序

第三节　西部地区健康中国推进行动

一　西部地区健康中国推进行动概况

从各省份角度来看，西部地区健康发展的内部差异较大。通常情况下，经济基础较好的地区，城市健康发展水平也相对较高，换句话说，经济发展水平与城市健康水平存在显著的正相关关系。如 2021 年西部地区健康中国指数综合得分和排名靠前的新疆、重庆、四川等省区市，均是西部地区经济发展水平较高的地区。综合排名靠后的青海、云南等地，其人均地区生产总值相对较低。此外，城乡差距较大，西部地区城市医疗资源明显优于广大农村地区。

从近些年西部地区健康行动取得的成就来看，主要有以下几个方面的突出表现。

（一）西部各省积极开展全民健康教育，普及健康生活

第一，开展全民健康教育工程。内蒙古、云南、广西等省份推进全民健康生活方式行动，充分发挥传统媒体健康教育作用，积极利用新媒体拓展健康教育，加强对家庭和高危个体健康生活方式的指导和干预，以青少年、育龄妇女、流动人群及性传播风险高危行为人群为重点，开展性健康、性道德和性安全宣传教育和干预。将健康教育纳入国民教育体系，并作为所有教育阶段素质教育的重要内容。开展学校健康教育行动，以中小学为重点，建立学校健康教育推进机制，构建学科教学与专题教育相结合、课堂教育与课外实践相结合、经常性宣传教育与集中式宣传教育相结合的健康教育模式。积极开展健康教育实践性教学活动，注重学生良好健康生活方式的养成，提高学生健康素养，实现青少年学生身心健康全面发展。中小学健康教育开课率达到100%。培养健康教育师资，将健康教育纳入体育教师职前教育和职后培训内容。初步建立起全民健康促进与教育体系，促进全民健康生活方式全面改进。

第二，初步开展心理健康促进工作。随着西部地区经济社会的发展，一些心理潜在问题也暴露出来。近些年，不少西部省份，尤其是城市地区，不断加强心理健康服务体系建设，加大心理健康科普宣传力度，提升全民心理健康素养。开展抑郁症、焦虑症等常见精神障碍和心理行为问题干预行动，提高常见精神障碍防治和心理行为问题识别干预。加大对儿童、青少年、老年人等重点人群和特殊职业人群心理问题的早期发现和及时干预力度。加强严重精神障碍患者报告登记和救治救助管理。实施精神障碍社区康复服务项目。鼓励和引导社会力量提供心理健康服务和精神障碍社区康复服务，提高突发事件心理危机的干预能力和水平。广大中西部城市的中小学实施学校心理健康教育教学及社区未成年人心理辅导项目。

第三，西部地区已经开展全民健身工程。随着西部地区居民健康观念的提升和重视，不少西部城市开始实施全民健身计划，普及科学健身

知识和健身方法，推动全民健身生活化。倡导公民学会两种以上体育健身方法，每周参加不少于 3 次、每次保证 1 小时中等强度的健身活动。实施老年人、职业群体及残疾人等特殊群体体质健康干预行动。鼓励老年人积极参与健身活动，广泛开展残疾人康复体育和健身体育。实施普及全民健身公共设施项目。

（二）西部地区不断优化健康服务，提升健康服务水平

第一，落实中央要求，实施重大疾病防治工程。在我国西部地区，由于长期历史欠账，疾病尤其是重大疾病发生率不低，在刚刚全面建成小康社会的基础上，重大疾病，慢性疾病可能使得基础本就薄弱的居民返贫，因此需要不断加强完善政府主导的重大疾病和慢性病综合防控协调机制，开展重大疾病慢性病综合防控行动，加强慢性病综合防控示范区建设。加强重大疾病慢性病筛查和早期发现，针对高发地区重点癌症开展早诊早治工作，推动癌症、脑卒中、冠心病等慢性病的机会性筛查。基本实现高血压、糖尿病患者管理干预全覆盖，逐步将符合条件的癌症、脑卒中等重大慢性病早诊早治适宜技术纳入诊疗常规和基本医疗保险支付范畴。开展重点传染病防控行动，加强疾病预防控制体系建设，重点强化疾病预防控制机构实验室能力建设。同时这些年一些地区（例如云南等边境地区）继续实施扩大国家免疫规划。加强艾滋病检测、抗病毒治疗和随访管理，全面落实临床用血核酸检测和预防艾滋病母婴传播。建立结核病、病毒性肝炎防治综合服务模式，加强耐多药肺结核筛查和监测，规范肺结核诊疗管理。

第二，新形势下转型和高效服务计划生育工作。西部地区人口总数不多但出生率不低，近些年西部地区开展生育关怀行动，改革计划生育服务管理模式，构建以生育支持、幼儿养育、青少年发展、老人赡养、病残照料为主题的家庭发展政策框架，鼓励按政策生育，引导群众负责任、有计划生育，不断促进人口均衡发展。不少地区开展出生人口性别比综合治理行动，实施家庭发展促进项目，推进"新家庭计划"、"创建幸福家庭"、"计划生育家庭奖励扶助"和"特别扶助"任务，不断提升人口质量，改善西部地区人口结构性别比例。在医疗服务能力方面也不断提升。广大西部地区地广人稀，需要持续开展保障医疗质量安全行动，

建立健全医疗质量管理与控制体系，健全覆盖主要专业的疗质量控制组织，持续改进医疗质量和医疗安全，提升医疗服务同质化程度，住院率、抗菌药物使用率等主要医疗服务管理指标也已不断接近全国先进水平。西部地区全面实施临床路径管理，规范诊疗行为，优化诊疗流程，推进合理用药，保障临床用血安全，实现医疗机构检查、检验结果互认。健全医疗责任风险分担机制，深入推进医疗纠纷第三方调解，构建和谐医患关系。不少西部城市地区开展家庭医生签约行动，逐步实现每个家庭拥有1名合格的家庭医生。

第三，西部地区是我国中医和地方医药的大宝库。例如藏医藏药、苗医苗药和蒙医药等都是健康离不开的医药资源。以蒙医药发展为例，近些年，内蒙古自治区不断开展蒙医药传承创新行动，全面系统继承历代各家学术理论、流派及学说，不断弘扬当代名老中医药（蒙医药）专家学术思想和临床诊疗经验，挖掘民间诊疗技术和方药，推进中医药（蒙医药）文化传承与发展。建立中医药（蒙医药）传统知识保护制度，传承非物质文化遗产。保护重要蒙药中药资源和生物多样性，开展蒙药中药资源普查和动态监测。建立大宗、道地和濒危药材种苗繁育基地，提供蒙药材中药材动态监测信息，促进蒙药材中药材种植绿色发展。开展蒙医药标准化行动，进一步完善蒙医药基础、临床及蒙药相关标准体系并加快推广应用。建立以蒙药材标准、蒙药材炮制规范、医疗机构制剂标准、蒙成药标准为框架的蒙药标准体系，争取更多蒙药进入《国家基本药物目录》和《国家基本医疗保险药品目录》。支持蒙医中医医院制剂室建设，稳妥推进蒙药院内制剂在政府办医疗卫生机构调剂使用，继续支持蒙药复方制剂药效学评价研究。实施蒙医中医服务建设项目。加强各级蒙医中医医院基础设施和服务能力建设，盟市级以上蒙医中医医院达到三级甲等、旗县级蒙医中医医院达到二级甲等标准，建成区域蒙医中医医疗中心。支持蒙医中医医院服务能力提升，大力加强特色诊疗设备配置和医院信息化建设，几乎县级所有基层医疗卫生机构均能提供中医药（蒙医药）服务。

（三）西部地区不断完善健康保障，织密了健康保障网

实施医疗保障工程。西部地区积极响应中央号召开展医疗保障资

源优化整合行动。健全完善以基本医疗保障为主体、其他多种形式补充保险和商业健康保险为补充的多层次医疗保障体系。健全城乡统一的居民基本医保制度，逐步实现自治区统筹。健全基本医疗保险稳定可持续筹资和报销比例调整机制，实现基金中长期精算平衡。完善医保缴费参保政策，逐步建立城乡居民医保个人缴费标准与居民收入挂钩的动态筹资机制，建立与筹资水平相适应的基本医保待遇动态调整机制。改进职工医保个人账户，开展门诊统筹。开展大病医疗保障行动。加强基本医保与医疗救助、商业医疗保险等的有效衔接，建立大病医疗保障机制，降低重特大疾病医疗费用个人负担比例。同时，西部城市地区也开展了较为全面的商业健康保险促进工程。开展商业健康保险与基本医保衔接行动，在完善基本医疗保障制度、稳步提高基本医疗保障水平的基础上，鼓励发展与基本医疗保险相衔接的商业健康保险，鼓励商业保险公司提供多样化、多层次、规范化的产品和服务，扩大商业健康保险参保人数，推进商业保险公司承办城乡居民大病保险。鼓励开发长期护理商业险以及与健康管理、养老等服务相关的商业健康保险产品。推行医疗责任保险、医疗意外保险等多种形式的医疗执业保险。推进建立养老机构责任保险制度。建立商业保险公司与医疗、体检、护理等机构的合作及谈判机制，发挥医疗保险对医疗行为的监督作用和对医疗费用的控制作用，促进医疗服务行为规范化，为参保人提供健康风险评估、健康风险干预等服务，探索健康管理组织等新型组织形式。鼓励以政府购买服务的方式委托具有资质的商业保险机构开展各类医疗保险经办服务。

二 西部地区健康中国推进行动的优势与短板

西部地区在发展健康事业方面具有自己的独特优势，加之国家西部大开发新格局战略、乡村振兴战略的倾斜，健康中国推进行动前景可观。

首先，西部地区是我国中药材的重要产地。中药产业特别重要，从人民健康、农民增收角度来看都是要重点支持和发展的，这也是西部地区下一步要重点发展的特色产业。西部地区已经开始制定包括中药材在内的特色产业发展规划；建立了绿色农产品制度；扶持龙头企业，在有销路的情况下引导农民种植中药材。以广西和西藏为例，广西中药民族药资源丰富，是全国天然药物的主要产区之一，素有"道地药材，川广云贵"之说。在全国中药原料需求快速增长和部分濒危药材缺失的背景下，广西资源优势越发凸显。此外，广西还拥有民族医药的瑰宝——壮瑶医，蕴涵一大批具有广西民族特色和地方特色的"简、便、验、廉"的壮瑶医药诊疗技法和方药资源，为中药资源利用和健康产业发展提供了良好的基础。西藏是藏医药学的发祥地，也是藏医药学广泛传播的地区，一直以来凭借独特的理论体系、各独具特色的临床诊疗方法和能够治病救人的藏药，在很大程度上承担和解决着区域性基本医疗保障任务，解决着老百姓看病难、看病贵的燃眉之急。这些独特的天然资源是西部地区健康中国发展的特色优势。

其次，西部大开发2.0战略和乡村振兴战略倾斜为西部地区健康中国推进行动提供了重要的政策和资金支撑。2020年5月，中共中央、国务院出台《关于新时代推进西部大开发形成新格局的指导意见》，明确要求发展"互联网＋医疗"、引进发展优质医疗，提升医疗服务能力和水平。重点加强西部地区县级（含兵团团场）医院综合能力建设，持续改善农村医疗卫生条件，加快基层医疗卫生机构标准化建设。改善医疗基础设施和装备条件，提高医护人员专业技术水平。支持在西部地区建立若干区域医疗中心。探索利用人工智能、互联网等开展远程医疗，支持宁夏建设"互联网＋医疗健康"示范区。充分发挥中医药在医疗卫生服务中的作用。加快补齐3岁以下婴幼儿照护服务短板。支持西部地区医疗机构与东中部地区医疗机构间开展双向交流。合理确定基本医疗保险保障水平，完善医疗保险关系，转移接续措施。加快构建以居家为基础、社区为依托、机构为补充、医养相结合的养老服务体系。在国家层面给予西部地区更大的资金支持和政策倾斜，成为西部地区发展健康中国事业的强大后盾。

同时，西部地区发展不平衡、不充分问题依然突出，刚刚完成巩固脱贫攻坚任务，许多地区主要矛盾仍然是巩固脱贫攻坚成果，防止因病返贫，与东部地区发展差距依然较大，构成了健康中国推进行动的劣势和短板。补足短板，在劣势中寻找机遇是西部地区发展健康事业的应有作为。西部地区城乡发展不平衡现象较为突出，社会和民生问题是最突出的短板，城市健康发展面临严峻挑战；中央不断加大财政转移支付力度，使西部基本公共服务均等化程度以及社会保障水平显著提高，但与全国其他地区仍存在较大差距。西部大开发以来西部地区城镇化水平提高幅度均已超过了东部地区，处于城镇化加速时期的西部地区城镇化发展将促使西部地区在不远的未来成为中国加快城镇化的主战场。同时，随着区域协调发展战略以及向西开放、"一带一路"建设等重大战略举措的深入推进，西部地区在全国区域经济社会中的位置将更加突出，也对西部地区城市的健康发展提出了更高的要求。

三　西部地区健康中国推进行动的主要措施

第一，全方位干预健康影响因素。要汇集全人群，针对生命不同阶段的主要健康问题及主要影响因素，确定若干优先领域，强化对健康影响因素的干预。一是实施健康知识普及行动。针对西部地区高原、多民族等特点，普及健康科学知识，发展健康文化，移风易俗，强化家庭和高危个体健康生活方式指导及干预。建立全覆盖的健康素养和生活方式监测体系，组织开展城乡居民健康素养监测工作。二是实施合理膳食行动。以"三减三健"为宣传要点，引导居民形成科学合理的膳食习惯。对边远贫困地区蛋白质摄入不足、食用野生动物等问题全面推行医疗机构健康饮食指导和咨询工作，为城乡居民提供营养知识传播和营养咨询。三是实施全民健身行动。广泛开展全民健身指导，鼓励开发适合西部地域不同人群的运动项目，挖掘民族、民间传统体育文化资源。建立针对西部不同人群、不同环境、不同身体状况的运动处方库，形成"体医结合"健康服务模式。四是实施心理健康促进行动。针对西部地域及多民族的特点，加大全民心理健康科普宣传力度，提升心理健康素养。加大对重点人群心理问题的早期发现和及时干预力度。加强严重精神障碍患者报告登记和救治救助管理。五是实施健康环境促进行动。持续推进城乡环境卫生整洁行动，广泛开展社区、村镇、单位、学校、家庭健康工程，建立覆盖污染源监测、环境质量检测、人群暴露监测和健康效应监测的综合检查网络。

　　第二，维护全生命周期健康。全生命周期是全面健康的另一个主要着力点，要覆盖全生命周期实施健康促进行动。一是实施妇幼健康促进行动。实施母婴安全计划，倡导优生优育，全面推进住院分娩补助制度。构建覆盖城乡居民，涵盖孕前、孕期、新生儿各阶段的出生缺陷防治体系，提高农牧区婴幼儿疫苗规范接种率。加大儿童重点疾病防治力度，扩大新生儿疾病筛查。提高妇女常见病及宫颈癌、乳腺癌筛查率和早诊早治率。二是实施中小学健康促进行动。将健康教育纳入国民教育体系，作为所有教育阶段素质教育的重要内容。制订实施青少年体育活动促进计划，开展用眼卫生专项行动，积极开展健康教育主题活动。三是实施职业健康保护行动。建立完善重点职业病检查与职业危害因素监测、报告和管理网络，建立分级分类监管机制。进一步加强对劳务派遣用工单位职业病防治工作的监督检查。加强放射诊疗辐射防护，开展对放射工作场所的年度监测。四是实施老年健康促进行动。在所有公立二级及以上综合医院设立老年病科。加强老年常见病、高原病、慢性病的健康指导和综合干预，强化老年人健康管理。探索将家庭病床、上门巡诊、社区护理、失能失智老年人医疗护理等健康养老医疗费用纳入基本医疗保险支付范围。

　　第三，加强重大疾病防控。要建立专业公共卫生机构、综合和专科医院、基层医疗卫生机构"三位一体"的重大疾病防控机制。一是实施心脑血管疾病防治行动。全面实施医疗机构35岁以上人群首诊测血压制度，基层医疗卫生机构全面提供血压、血糖、血脂、大便隐血检测等服务，社区、医疗卫生机构、公共场所设立血压、身高、体重、腰围等自助检测点，引导居民进行自我检查。普及全民应急救护知识，开展超重肥胖、血压血糖增高、血脂异常等高危人群患病风险评估、干预指导和规范化管理。二是实施癌症防治行动。普及肿瘤防治科学知识，推进早筛查、早诊断、早治疗，降低癌症发病率和死亡率，完善肿瘤登记报告制度，加强重点癌症临床机会性筛查。完善癌症防治医保和救助政策，提高抗癌药物的可及性。三是实施糖尿病防治行动。提倡健康人群40岁开始每年检测1次空腹血糖，对Ⅱ型糖尿病高危人群进行患病风险评估和干预指导，提供健康咨询服务。

　　第四，提升公共卫生服务能力。要强化覆盖全民的公共卫生服务，推进基本公共卫生服务均等化。一是完善公共卫生应急管理行动。完善疾病防控体系和重大疾病救治体系，健全统一的突发公共卫生事件应急管理体系。进一步完善重大传染病应急体系，加强传染病综合控制、临床救治专业防控队伍建设，支持发展本土化医疗卫生用品生产企业。二是实施传染病防控行动。完善传染病监测和报告体系，继续落实艾滋病"四免一关怀"政策，完善艾滋病抗病毒治疗服务。全面落实临床用血核酸检测，预防艾滋病、乙肝母婴传播，加强结核病综合防治服务，加强耐多药监测和规范结核病人诊疗管理。巩固和提高扩大国家免疫规划疫苗免疫接种率，强化流动人口预防接种管理质量。三是实施地方病防控行动。规范实施疫情监测，加强人畜共患病防治能力建设，打击非法猎捕、贩运、销售野生动物及其制品活动。

第七章 东北地区健康中国建设分析

东北地区指黑龙江、吉林和辽宁三省，简称东北。土地总面积 78.73 万平方公里，占全国的 8.2%，总人口约 1.2 亿。水绕山环、沃野千里是东北地区地面结构的基本特征，土质以黑土为主，是形成大经济区的自然基础。在中国的经济发展史上，东北地区的经济发展在全国经济发展中起着至关重要的作用，那里曾经是新中国现代工业的发源地，也曾经是我国经济发展的顶梁柱。东北在国家发展全局中具有重要战略地位。

近年来，东北地区三省贯彻落实《国务院关于实施健康中国行动的意见》、《国务院办公厅关于印发健康中国行动组织实施和考核方案的通知》，结合本省实际，制定了各省《健康 2030 行动纲要实施方案》，强化政府、社会、个人健康责任，倡导健康文明生活方式，形成了有利于健康的生活方式、生态环境和社会环境。

第一节 东北地区健康中国综合指数

一 东北地区健康中国综合指数得分排序

根据计算结果，东北地区健康中国综合指数得分排序依次是：辽宁（78.75 分）、吉林（77.68 分）、黑龙江（76.00 分），排名第一的辽宁比排名最后的黑龙江高 2.75 分（见图 7-1）。

二 东北地区健康中国综合指数分析

根据计算结果，东北地区的三个省份得分均低于全国平均值（见表 7-1）。

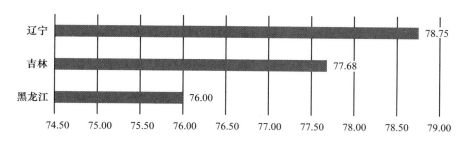

图 7-1　东北地区健康中国综合指数得分排序

表 7-1　　　　　东北地区健康中国综合指数得分和排名

排名	省市	健康中国综合指数各维度的百分制得分					2021 年健康中国指数百分制得分
		健康资源	健康服务	健康保障	健康环境	健康水平	
1	辽宁	74.07	77.40	70.30	86.76	89.45	78.75
2	吉林	73.42	78.69	67.93	82.44	89.62	77.68
3	黑龙江	68.09	75.44	66.67	84.16	88.51	76.00
	全国平均值	78.49	81.66	69.41	86.62	88.37	79.75

　　2021 年东北地区的健康中国综合指数得分均低于全国平均值，东北地区的健康中国建设整体水平较差，还有较大的提升空间。

　　辽宁以 78.75 分位列东北地区健康中国综合指数榜首，在 31 个省区市榜单中排第十四名。辽宁在健康中国各领域的得分分别为健康资源 74.07 分、健康服务 77.40 分、健康保障 70.30 分、健康环境 86.76 分、健康水平 89.45 分。其中健康保障、健康环境、健康水平三个领域高于全国平均值，分别比全国平均值高 0.89 分、0.14 分、1.08 分；健康资源和健康服务两个领域低于全国平均值，分别比全国平均值低 4.42 分、4.26 分。

　　吉林以 77.68 分在东北地区健康中国综合指数中排第二名，在 31 个省区市榜单中排第二十二名。吉林在健康中国各领域的得分分别为健康资源 73.42 分、健康服务 78.69 分、健康保障 67.93 分、健康环境 82.44 分、健康水平 89.62 分。吉林仅有健康水平一个领域的得分超过全国平均值，比全国平均值高出 1.25 分。其余四个领域的得分均未达到全国平均值，健康资源比全国平均值低 5.07 分，健康服务低 2.97 分，健康保障低 1.48 分，健康环境低 4.18 分。

　　黑龙江以 76 分在东北地区健康中国综合指数中排名最后，在 31 个省

区市榜单中排第二十九名。黑龙江在健康中国各领域的得分分别为健康
资源 68.09 分、健康服务 75.44 分、健康保障 66.67 分、健康环境 84.16
分、健康水平 88.51 分。仅有健康水平一个领域的得分比全国平均值高，
但是分差也仅为 0.14 分。黑龙江的其余四个领域得分均低于全国平均值，
尤其是健康资源这一领域，黑龙江的健康资源得分比全国平均值低 10.40
分，健康服务、健康保障、健康环境分别比全国平均值低 6.22 分、2.74
分、2.46 分。

第二节　东北地区健康中国建设分指数

一　东北地区健康资源

（一）东北地区健康资源得分及分析

根据统计数据，东北三省中，辽宁（74.07 分）、吉林（73.42 分）、
黑龙江（68.09 分）三省健康资源指数均低于全国平均值（见图 7 - 2、
表 7 - 2）。东北地区健康资源表现相比于全国平均水平较差。

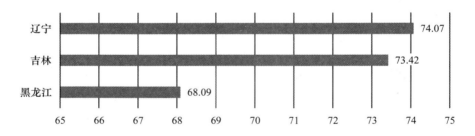

图 7 - 2　东北地区健康资源指数排序

表 7 - 2　　　　　　　东北地区健康资源指数得分和排名

排名	省市自治区	2021 年健康资源指数得分	2021 年健康资源指数百分制得分
1	辽宁	42.79941074	74.07
2	吉林	42.05367808	73.42
3	黑龙江	36.17236840	68.09
	全国平均值	48.06901281	78.49
	百分标准值	78.01938741	100.00

（二）健康资源相关指标分析

"健康资源"领域共有 7 个评价指标，这里通过 5 个指标的排序分析，反映东北地区 3 个省区市健康资源的不同水平。

1. 每万人口医疗卫生机构数

根据统计数据，东北地区省份的"每万人口医疗卫生机构数"的排序是吉林（8.25 个）、辽宁（7.87 个）、黑龙江（5.43 个），吉林比黑龙江多 2.82 个（见图 7 - 3、表 7 - 3）。

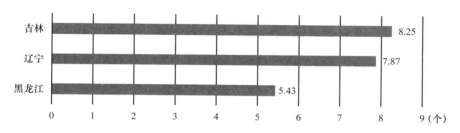

图 7 - 3　东北地区每万人口医疗卫生机构数排序

表 7 - 3　　　　　　　东北地区每万人口医疗卫生机构数

排名	省区市	每万人口医疗卫生机构数（个）
1	吉林	8.25
2	辽宁	7.87
3	黑龙江	5.43

2. 每万人口医疗卫生机构床位数

根据统计数据，东北地区省份的"每万人口医疗卫生机构床位数"的排序是辽宁（72.12 张）、黑龙江（70.00 张）、吉林（63.30 张），辽宁比吉林多 8.82 张（见表 7 - 4、图 7 - 4）。

表 7 - 4　　　　　　　东北地区每万人口医疗卫生机构床位数

排名	省区市	每万人口医疗卫生机构床位数（张）
1	辽宁	72.12
2	黑龙江	70.00
3	吉林	63.30

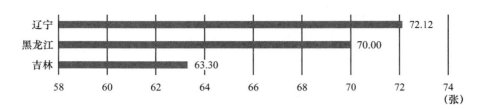

图 7 – 4　东北地区每万人口医疗卫生机构床位数

3. 每万人口基层医疗卫生机构人员数

根据统计数据，东北地区省份的"每万人口基层医疗卫生机构人员数"的排序是吉林（28.24人）、辽宁（23.47人）、黑龙江（21.42人），吉林比黑龙江多6.82人（见图7 – 5、表7 – 5）。

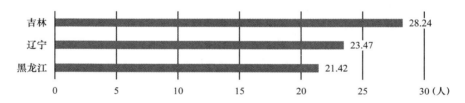

图 7 – 5　东北地区每万人口基层医疗卫生机构人员数

表 7 – 5　　　　　　东北地区每万人口基层医疗卫生机构人员数

排名	省区市	每万人口基层医疗卫生机构人员数（人）
1	吉林	28.24
2	辽宁	23.47
3	黑龙江	21.42

4. 人均基层医疗卫生机构诊疗人次

根据统计数据，东北地区省份的"人均基层医疗卫生机构诊疗人次"的排序是辽宁（2.05人次）、吉林（1.86人次）、黑龙江（1.10人次），辽宁比黑龙江多0.95人次。（见图7 – 6、表7 – 6）

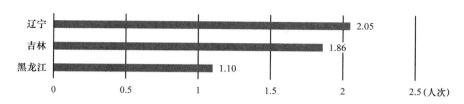

图 7 - 6　东北地区人均基层医疗卫生机构诊疗人次

表 7 - 6　　　　　　东北地区人均基层医疗卫生机构诊疗人次

排名	省区市	人均基层医疗卫生机构诊疗人次（人次）
1	辽宁	2.05
2	吉林	1.86
3	黑龙江	1.10

5. 政府卫生支出占卫生总费用的比重

根据统计数据，东北地区省份的"政府卫生支出占卫生总费用的比重"的排序是吉林（27.17%）、黑龙江（21.92%）、辽宁（20.65%），吉林比辽宁多6.52个百分点（见图7-7、表7-7）。

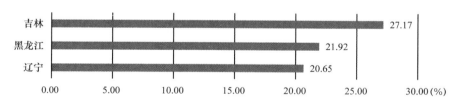

图 7 - 7　东北地区政府卫生支出占卫生总费用的比重

表 7 - 7　　　　　东北地区政府卫生支出占卫生总费用的比重

排名	省区市	政府卫生支出占卫生总费用的比重（%）
1	吉林	27.17
2	黑龙江	21.92
3	辽宁	20.65

二　东北地区健康服务

（一）东北地区健康服务得分及分析

根据统计数据，东北三省中，吉林（78.69 分）、辽宁（77.40 分）、黑龙江（75.44 分），三省均低于全国平均值（见图 7 - 8、表 7 - 8）。东北地区健康服务表现相较于全国平均水平较差。

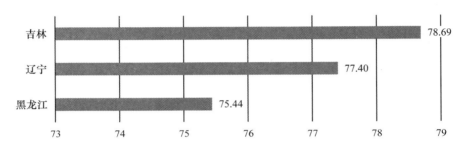

图 7 - 8　东北地区健康服务指数排序

表 7 - 8　　　　　　　　　东北地区健康服务指数得分和排名

排名	省区市	2021 年健康服务指数得分	2021 年健康服务指数百分制得分
1	吉林	7.582381710	78.69
2	辽宁	7.336754621	77.40
3	黑龙江	6.969301004	75.44
	全国平均值	8.166557802	81.66
	百分标准值	12.24553175	100.00

（二）健康服务相关指标分析

"健康服务"领域有"卫生健康支出占 GDP 比重"、"每万人口全科医生数"等 7 个指标，这里通过 4 个指标的排序分析，反映东北地区三个省健康服务的不同水平。

1. 人均卫生费用

根据统计数据，东北地区省份的"人均卫生费用"的排序是吉林（4072.93 元）、辽宁（3966.09 元）、黑龙江（3728.40 元），吉林比黑龙江多 344.53 元（见图 7 - 9、表 7 - 9）。

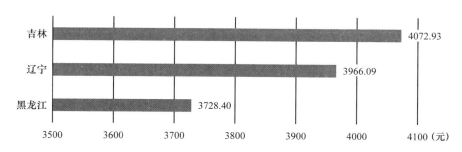

图 7 - 9　东北地区人均卫生费用

表 7 - 9　　　　　　　　东北地区人均卫生费用

排名	省区市	人均卫生费用（元）
1	吉林	4072.93
2	辽宁	3966.09
3	黑龙江	3728.40

2. 每万人口医疗卫生机构健康检查人数

根据统计数据，东北地区省份的"每万人口医疗卫生机构健康检查人数"的排序是辽宁（2321.35 人）、吉林（1852.96 人）、黑龙江（1722.40 人），辽宁比黑龙江多598.95 人（见图 7 - 10、表 7 - 10）。

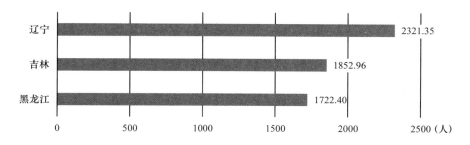

图 7 - 10　东北地区每万人口医疗卫生机构健康检查人数

表 7 - 10　　　　东北地区每万人口医疗卫生机构健康检查人数

排名	省区市	每万人口医疗卫生机构健康检查人数（人）
1	辽宁	2321.35
2	吉林	1852.96
3	黑龙江	1722.40

3. 公立和民营医院病床使用率

根据统计数据，东北地区三个省的"公立和民营医院病床使用率"的排序是吉林（76.2%）、黑龙江（74.5%）、辽宁（73.8%），吉林比辽宁多2.4个百分点（见图7-11、表7-11）。

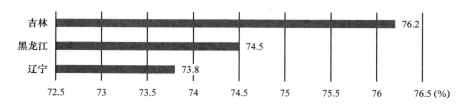

图7-11　东北地区公立和民营医院病床使用率

表7-11　　　　　　　　东北地区公立和民营医院病床使用率

排名	省区市	公立和民营医院病床使用率（%）
1	吉林	76.2
2	黑龙江	74.5
3	辽宁	73.8

4. 每万人口家庭卫生服务人次

根据统计数据，东北地区省份的"每万人口家庭卫生服务人次"的排序是吉林（384.39人次）、辽宁（214.51人次）、黑龙江（193.24人次），吉林比黑龙江多191.15人次（见图7-12、表7-12）。

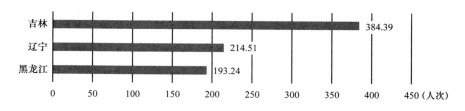

图7-12　东北地区每万人口家庭卫生服务人次

表 7 - 12　　　　　　　东北地区每万人口家庭卫生服务人次

排名	省区市	每万人口家庭卫生服务人次（人次）
1	吉林	384.39
2	辽宁	214.51
3	黑龙江	193.24

三　东北地区健康保障

（一）东北地区健康保障得分及分析

根据统计数据，东北三省中，辽宁（70.30 分）的得分高于全国平均值（69.41 分），吉林（67.93 分）、黑龙江（66.67 分）两省低于全国平均值（见图 7 - 13、表 7 - 13）。东北地区健康保障表现相较于全国平均水平较差。

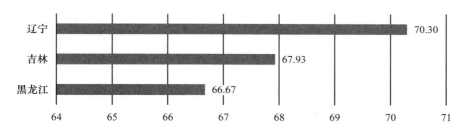

图 7 - 13　东北地区健康保障指数排序

表 7 - 13　　　　　　东北地区健康保障指数得分和排名

排名	省市自治区	2021 年健康保障指数得分	2021 年健康保障指数百分制得分
1	辽宁	8.169933695	70.30
2	吉林	7.628411880	67.93
3	黑龙江	7.349494707	66.67
	全国平均值	7.965083078	69.41
	百分标准值	16.533119190	100.00

（二）健康保障相关指标分析

健康保障领域共有 5 个指标，这里通过 4 个指标的排序分析，反映东北地区三个省健康保障的不同水平。

1. 失业保险参保人数占总人口的比重

根据统计数据，东北地区三个省的"失业保险参保人数占总人口的比重"的排序是辽宁（15.35%）、吉林（10.17%）、黑龙江（8.64%），辽宁比黑龙江高6.71个百分点（见图7-14、表7-14）。

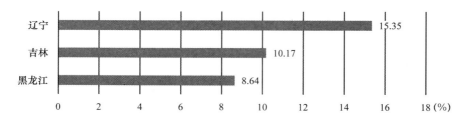

图7-14　东北地区失业保险参保人数占总人口的比重

表7-14　　　　　　东北地区失业保险参保人数占总人口的比重

排名	省区市	失业保险参保人数占总人口的比重（%）
1	辽宁	15.35
2	吉林	10.17
3	黑龙江	8.64

2. 基本医疗保险参保人数占总人口的比重

根据统计数据，东北地区三个省的"基本医疗保险参保人数占总人口的比重"的排序是吉林（94.69%）、辽宁（89.49%）、黑龙江（75.64%），吉林比黑龙江高19.05个百分点（见图7-15、表7-15）。

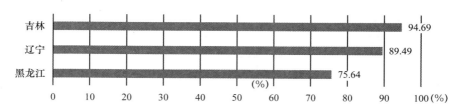

图7-15　东北地区基本医疗保险参保人数占总人口的比重

表 7 – 15　　　　　东北地区基本医疗保险参保人数占总人口的比重

排名	省区市	基本医疗保险参保人数占总人口的比重（%）
1	吉林	94. 69
2	辽宁	89. 49
3	黑龙江	75. 64

3. 城镇职工基本养老保险参保人数占总人口的比重

根据统计数据，东北地区三个省的"城镇职工基本养老保险参保人数占总人口的比重"的排序是辽宁（46.56%）、黑龙江（36.39%）、吉林（32.78%），辽宁比吉林高 13.78 个百分点（见图 7 – 16、表 7 – 16）。

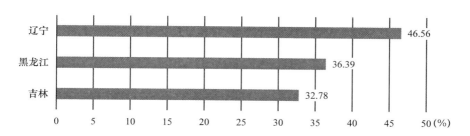

图 7 – 16　东北地区城镇职工基本养老保险参保人数占总人口的比重

表 7 – 16　　　　　东北地区城镇职工基本养老保险参保人数占总人口的比重

排名	省区市	城镇职工基本养老保险参保人数占总人口的比重（%）
1	辽宁	46. 56
2	黑龙江	36. 39
3	吉林	32. 78

4. 城镇登记失业率

根据统计数据，东北地区三个省的"城镇登记失业率"的排序是吉林（3.1%）、黑龙江（3.5%）、辽宁（4.2%），吉林比辽宁低 1.1 个百分点（见图 7 – 17、表 7 – 17）。

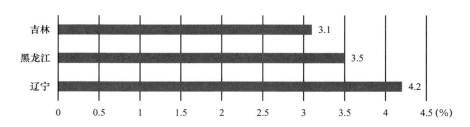

图 7 - 17　东北地区城镇登记失业率

表 7 - 17　　　　　　　　东北地区城镇登记失业率

排名	省区市	城镇登记失业率（%）
1	吉林	3.1
2	黑龙江	3.5
3	辽宁	4.2

四　东北地区健康环境

（一）东北地区健康环境得分及分析

根据统计数据，东北三省中，辽宁（86.76 分）得分高于全国平均值（86.62 分），黑龙江（84.16 分）、吉林（82.44 分）二省低于全国平均值（见图 7 - 18、表 7 - 18）。东北地区健康保障表现相较于全国平均水平较好。

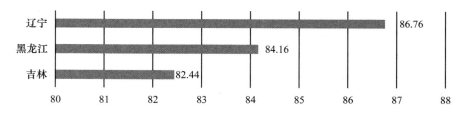

图 7 - 18　东北地区健康环境指数排序

表 7 - 18　　　　　　东北地区健康环境指数得分和排名

排名	省市自治区	2021 年健康环境指数得分	2021 年健康环境指数百分制得分
1	辽宁	23.19161573	86.76
2	黑龙江	21.82521929	84.16
3	吉林	20.93988622	82.44

排名	省市自治区	2021 年健康环境指数得分	2021 年健康环境指数百分制得分
	全国平均值	23. 11668222	86. 62
	百分标准值	30. 81085463	100. 00

（二）健康环境相关指标分析

健康环境领域共有 5 个指标，这里通过 4 个指标的排序分析，反映东北地区三个省健康环境的不同水平。

1. 每万人拥有公共汽电车辆

根据统计数据，东北地区省份的"每万人拥有公共汽电车辆"的排序是黑龙江（14.81 标台）、辽宁（12.14 标台）、吉林（10.22 标台），黑龙江比吉林多 4.59 标台（见图 7 – 19、表 7 – 19）。

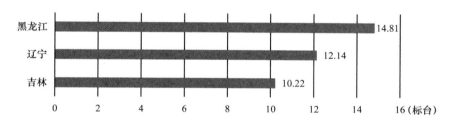

图 7 – 19　东北地区每万人拥有公共汽电车辆

表 7 – 19　　　　　　东北地区每万人拥有公共汽电车辆

排名	省区市	每万人拥有公共汽电车辆（标台）
1	黑龙江	14. 81
2	辽宁	12. 14
3	吉林	10. 22

2. 建成区绿化覆盖率

根据统计数据，东北地区省份的"建成区绿化覆盖率"的排序是辽宁（40.8%）、吉林（39.2%）、黑龙江（36.4%），辽宁比黑龙江高 4.4 个百分点（见图 7 – 20、表 7 – 20）。

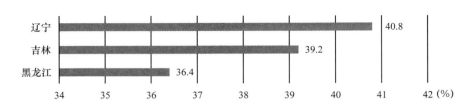

图 7 - 20　东北地区建成区绿化覆盖率

表 7 - 20　　　　　　　　　东北地区建成区绿化覆盖率

排名	省区市	建成区绿化覆盖率（％）
1	辽宁	40.8
2	吉林	39.2
3	黑龙江	36.4

3. 城市污水日处理能力

根据统计数据，东北地区三个省的"城市污水日处理能力"的排序是辽宁（941.3 万立方米）、黑龙江（427.5 万立方米）、吉林（419.6 万立方米），辽宁比吉林多 521.7 万立方米（见图 7 - 21、表 7 - 21）。

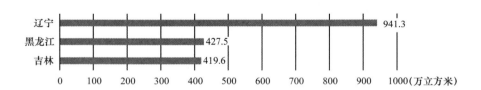

图 7 - 21　东北地区城市污水日处理能力

表 7 - 21　　　　　　　　　东北地区城市污水日处理能力

排名	省区市	城市污水日处理能力（万立方米）
1	辽宁	941.3
2	黑龙江	427.5
3	吉林	419.6

4. 生活垃圾无害化处理率

根据统计数据，东北地区三个省的"生活垃圾无害化处理率"的排序是辽宁（99.4％）、黑龙江（95.5％）、吉林（90.2％），辽宁比吉林高 9.2 个百分点（见表 7-22、图 7-22）。

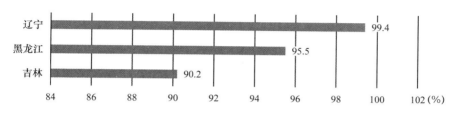

图 7-22　东北地区生活垃圾无害化处理率

表 7-22　　　　　　　　东北地区生活垃圾无害化处理率

排名	省区市	生活垃圾无害化处理率（%）
1	辽宁	99.4
2	黑龙江	95.5
3	吉林	90.2

五　东北地区健康水平

（一）东北地区健康水平得分及分析

根据统计数据，东北三省中，吉林（89.62 分）、辽宁（89.45 分）、黑龙江（88.51 分）三省得分均高于全国平均值（88.37 分）（见图 7-23、表 7-23）。东北地区健康保障表现相较于全国平均水平较好。

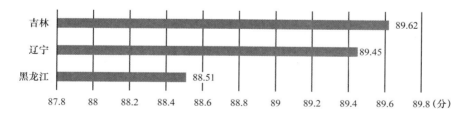

图 7-23　东北地区健康水平指数排序

表 7-23　　　　　　　　东北地区健康水平指数得分和排名

排名	省区市	2021 年健康水平指数得分	2021 年健康水平指数百分制得分
1	吉林	18.94329848	89.62
2	辽宁	18.87164915	89.45

续表

排名	省区市	2021年健康水平指数得分	2021年健康水平指数百分制得分
3	黑龙江	18.47606973	88.51
	全国平均值	18.41851642	88.37
	百分标准值	23.58379456	100

（二）健康水平相关指标分析

"健康水平"领域共有6个指标，这里通过3个指标的排序分析，反映东北地区三个省份健康水平的不同水平。

1. 预期寿命（2010年）

根据统计数据，东北地区三个省的"预期寿命"的排序是辽宁（76.38岁）、吉林（76.18岁）、黑龙江（75.98岁），辽宁比黑龙江多0.40岁（见图7-24、表7-24）。

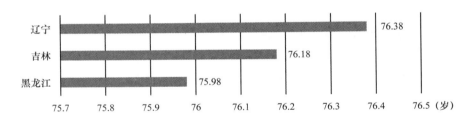

图7-24　东北地区预期寿命

表7-24　　　　　　　　　东北地区预期寿命

排名	省区市	预期寿命（岁）
1	辽宁	76.38
2	吉林	76.18
3	黑龙江	75.98

2. 孕产妇死亡率

根据统计数据，东北地区三个省的"孕产妇死亡率"的排序是吉林（12.5人/10万人）、辽宁（14.9人/10万人）、黑龙江（18.4人/10万人），吉林比黑龙江少5.9人/10万人（见图7-25、表7-25）。

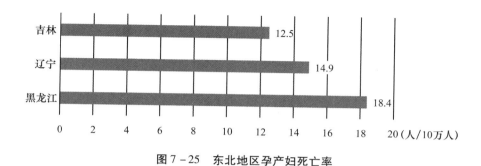

图7-25　东北地区孕产妇死亡率

表7-25　　　　　　　　　东北地区孕产妇死亡率

排名	省区市	孕产妇死亡率（人/10万人）
1	吉林	12.5
2	辽宁	14.9
3	黑龙江	18.4

3. 死亡率

根据统计数据，东北地区三个省份的"死亡率"的排序是黑龙江（6.74‰）、吉林（6.90‰）、辽宁（7.25‰），黑龙江比辽宁低0.51个千分点（见图7-26、表7-26）。

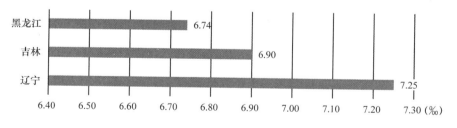

图7-26　东北地区死亡率

表7-26　　　　　　　　　东北地区死亡率

排名	省区市	死亡率（‰）
1	黑龙江	6.74
2	吉林	6.90
3	辽宁	7.25

第三节　东北地区健康中国推进行动

一　东北地区医疗卫生资源的禀赋优势

（一）土地辽阔美丽富饶，注重生态系统治理

我国东北不仅土地辽阔而且美丽富饶。全世界仅有的四大块黑土区分别在中国、乌克兰、美国、阿根廷连至乌拉圭的潘帕大草原，其中中国的黑土地分布于我国东北平原的东北黑土区（包括内蒙古），面积约103万平方公里，是被誉为"北大仓"的我国重要的商品粮基地。东北地区有著名的"三宝"（人参、貂皮、鹿茸），其中，人参多生长在北纬40°—45°、东经117.5°—134°之间，分布于辽宁东部、吉林东半部和黑龙江东部。

自中华人民共和国成立以来，东北地区注重加强生态环境系统保护修复，统筹山水林田湖草系统治理，落实河湖长制，强化大江大河和重要湖泊湿地生态保护，加强中小河流综合治理，提高抵御洪水能力。同时，积极实施开展大规模国土绿化行动，制订区域生态和生物多样性保护中长期规划，持续推进中西部农田防护林体系建设。启动万里绿水长廊建设，改善水生态，协调推进东北虎豹国家公园建设，开展生态移民，创新完善自然保护区管理体制。强化河湖长制、建立常态化巡护机制，让天更蓝、山更绿、水更清，生态环境更美好。

（二）化学化工基础雄厚，医药健康产业发达

东北地区在现代史上工业基础牢固，特别是中华人民共和国成立以后实施的"一五"计划中的国家156个重点项目中，就有相当比重的产业落户在东北地区。其中，就有耳熟能详的长春第一汽车制造厂、哈尔滨电机厂、哈尔滨汽轮机厂、哈尔滨飞机制造厂、鞍山钢铁厂、沈阳第一机床厂。曾以8%的人口，创造出了全国16%的工业产出，为国家的社会主义现代化作出了重要贡献。其中吉林化学工业公司以染料、化肥、电石"三大化"为标志的中国第一个大型化学工业基地。

由于东北地区是我国最早开始化学化工研究的，为此东北地区的各

大院所和学校几乎都开设化工与制药专业，主要来源于丰厚的化学研究基础，由此带来东北地区医药健康产业很快发展。哈药集团有限公司、东北制药集团、东宇药业、红旗制药、东陵药业、吉林康乃尔药业有限公司等。其中著名的哈药集团有限公司（包括：哈药集团三精制药有限公司）的产量和产值排名居全国首位，在辽宁大连的开发区有全球最大的美国辉瑞制药公司的亚洲制药厂。随着健康中国行动的推进，东北地区的医药产业有了新发展。如位于吉林东部长白山麓的通化市，依托资源优势，用 20 年时间在"东北锈带"上打造出一个千亿级的医药健康产业。2020 年，通化市规模以上医药工业产值 1200 多亿元，同比增长10%，利润同比增长 23.4%，总量和效益占吉林省同产业 60% 左右，成为名副其实的"医药城"。

（三）中医药材资源丰富，药材产业发展迅猛

东北三省四季分明，雨热同季，在这里生长着的中药材物种超过1000 种，仅黑龙江省就有 800 多种。其中植物类 818 种，动物类 30 多种，矿物及其他类 4 种，主要分布在大兴安岭、小兴安岭以及长白山系张广才岭地区。无论东北"老三宝"（人参、貂皮、乌拉草）还是"新三宝"（人参、貂皮、鹿茸）都与中医药材有关，还有灵芝、雪蛤、林蛙油等野生珍贵药材，吉林省已成为中国"北药"基地，长白山中药品牌远销 50 多个国家和地区，名扬中外。近年来，我国东北中草药随着国际中草药市场价格的上升，逐步引起国际药材商的关注，产业的开发迎来了市场机遇期。

从我国中药产业来说，广东省和东北三省的实力最强，东北的中药企业最多，这是因为东北有丰富的药材资源，物流和生产成本都相对较低，很适合中药制药企业。东北现已研发了以黄芪、刺五加、丹参、满山红、熊胆、苦参为主要原料的抗炎、抗毒、抗衰老等系列产品。目前，东北地区从事医药研究的单位数量也显著增长，以黑龙江为例，全省目前共有 34 家医药研究单位，自 1995 年以来，共向国家申报临床新药 221个，其中中药 44 个。在申请生产的 148 种新药中，有 72 种中药获得国家批准生产。可见医药工业已成为东北三省的重要支柱产业，并呈逐年上升势头，在经济发展中发挥着越来越大的作用。

与此同时，产业的发展也面临着机遇。首先，东北三省都制定并出

台了一系列有利于中草药发展的政策，涌现出一批国内知名的医药企业，也带动了相关产业的发展；其次，一批农民通过种植药材而劳动致富，极大地调动了人们投身发展中草药的积极性；再次，中药企业加强技术改造和优化升级，为实现与国际标准接轨，培育了一批国内外知名、具有自主知识产权的优质产品，如哈药集团的严迪、葡萄糖酸钙、双黄连系列产品等，表现出了极高的市场占有率；最后，初步形成"产、学、研"结合的医药发展模式，进一步提高了科技创新能力，仅2020年，哈尔滨市就获得国家新药证书20余个，新药开发工作处于全国先进行列。

二　东北地区推进健康中国行动的主要特征

（一）把保障人民健康放在优先发展的战略位置

2015年10月，党的十八届五中全会明确提出推进健康中国建设，从"五位一体"总体布局和"四个全面"战略布局出发，东北三省对更好地保障人民健康作出了制度性安排。根据国家"健康中国2030"规划纲要，制定了本省《"健康2030"行动纲要实施方案》，提出要把人民健康放在优先发展的战略地位，以普及健康生活、优化健康服务、完善健康保障、建设健康环境、发展健康产业为重点，加快推进健康中国建设。推进健康中国建设，也是东北三省省委、省政府对人民的郑重承诺，要求各级党委和政府要把这项重大民心工程摆上重要日程，强化责任担当，狠抓推动落实。

2020年初，面对突如其来的新冠肺炎疫情，东北三省省委、省政府在以习近平同志为核心的党中央领导下，统筹全局、果断决策，团结带领全省人民，进行了一场惊心动魄的抗疫大战，经受了一场艰苦卓绝的历史大考，付出巨大努力，取得抗击新冠肺炎疫情斗争的丰硕成果，在统筹疫情防控和经济社会发展上取得双胜利。

辽宁省启动重大突发公共卫生事件应急响应，坚决做到"四早""四集中"，发挥沈阳、大连、锦州区域集中救治中心作用，统筹全省优势医疗资源和技术力量，最大限度提高治愈率。在疫情防控紧要关头，派出11批2054名医疗队员驰援湖北等地，支援武汉雷神山医疗队，获得"时代楷模"称号。2020年7月22日、12月15日和12月23日，大连、沈阳在接连出现疫情后，快速处置、全域检测、流调溯源，强化人、物和环境同防，发扬伟大抗疫精神，有效遏制疫情蔓延扩散，取得了这三场疫情防控阻击战的胜利。

吉林省迅速打响疫情防控的人民战争、总体战、阻击战。用 54 天在全国第 5 个实现确诊病例、疑似病例、无症状感染者"三清零"。1000 多名医务工作者白衣执甲、逆行出征，圆满完成驰援湖北武汉主战场任务，涌现了一大批先进典型，5 个单位、20 人被中共中央、国务院、中央军委授予荣誉称号。

黑龙江省做好绥芬河口岸跨境输入疫情防控，有力维护了全国疫情防控大局。在全国率先开展新冠病毒检测试剂集中采购，连续降低核酸检测价格。先后派出 8 批 1554 人的医疗队驰援湖北，救治患者 2033 名。组建中国赴俄罗斯抗疫医疗专家组，圆满完成国家交付的任务。

（二）以本省《健康中国行动实施方案》为引领，全力抓落实

《"健康中国 2030"规划纲要》发出建设健康中国的号召，明确了建设健康中国的大政方针和行动纲领，人民健康状况和基本医疗卫生服务的公平性可及性持续改善。2021 年 3 月 6 日，习近平总书记看望参加全国政协十三届四次会议的医药卫生界、教育界委员时指出："加快实施健康中国行动，织牢国家公共卫生防护网，推动公立医院高质量发展，为人民提供全方位全周期健康服务。"近年来，东北三省省委、省政府按照中共中央国务院的部署，牢牢树立人民至上、生命至上的理念，把维护人民健康摆在更加突出的位置，召开本省卫生与健康大会，确立新时代卫生与健康工作的指导方针，制定本省《"健康 2030"行动纲要实施方案》，使人民健康状况和基本医疗卫生服务的公平性可及性持续得到改善。

辽宁省委、省政府在《"健康辽宁 2030"行动纲要》中提出，全省居民主要健康指标到 2022 年位居全国前列，到 2030 年达到高收入国家水平。其中，到 2022 年和 2030 年，全省居民健康素养水平分别不低于 27% 和 30%。

黑龙江省委、省政府在《健康龙江行动（2019—2030 年）实施方案》中提出，到 2022 年健康促进政策体系基本建立，全民健康素养水平稳步提高，到 2030 年，全民健康素养水平大幅提升，居民主要健康指标水平持续提升，健康公平基本实现，到 2022 年和 2030 年，全省居民健康素养水平分别不低于 22% 和 30%。

吉林省委、省政府在《"健康吉林 2030"行动纲要》中提出，到 2022 年，全省基本建立以人民健康为中心的健康促进政策体系，健康水平达到全国中上水平，到 2030 年，全民健康素养水平大幅提升，健康生活方式基本普及，居民主要健康指标水平与全国同步进入高收入国家行列，健康公平基本实现。其中，吉林省委、省政府的《"2030"行动纲要》，最显著的特点是行动纲领中的每项具体行动目标既有量化的数据，又有为实现具体目标的落实提供保障的政府主管部门和单位。

（三）按照绿色发展理念，修复良好的生态环境

东北本身属于农牧交界带和森林交界带，生态链薄弱。被破坏后不易恢复。近现代以来由于大量林木资源、土地资源的开采以及过度放牧，使生物多样性遭到破坏，直接导致重要矿产资源濒临衰竭、森林面积减少、水土流失严重、生态环境恶化。一些资源型城市，由于开采方式和治理落后，诱发了一系列矿山环境问题，并有逐年加剧的趋势。尤其是东北黑土耕地资源是大自然赋予人类的得天独厚的宝藏，在整个世界上都是一种稀缺资源，特别适宜植物的生长。然而近年来，随着黑土耕地资源的大规模开发利用，黑土耕地资源的退化现象日趋严重，严重威胁着"东北粮仓"乃至全国粮食的安全。

由于以上原因，东北地区的生态环境曾达到临界状态。良好的生态环境是人类生存与健康的基础。进入新时代，东北三省省委、省政府按照习近平总书记在全国卫生与健康大会上提出的要求："要按照绿色发展理念，实行最严格的生态环境保护制度，建立健全环境与健康监测、调查、风险评估制度，重点抓好空气、土壤、水污染的防治，加快推进国土绿化，切实解决影响人民群众健康的突出环境问题。"牢固树立新发展理念，扎实打好污染防治攻坚战，统筹推进蓝天、碧水、青山、黑土地、草原湿地"五大保卫战"。

吉林省启动二氧化碳排放达峰行动，加强重点行业和重要领域绿色化改造，加快煤改气、煤改电、煤改生物质，促进生产生活方式绿色转型，空气优良天数比例达到 89.8%，"吉林蓝"成为生活常态。国家考核断面优良水体比例达到 83.3%，同比上升 14.5%，劣Ⅴ类水体和城市建成区黑臭水体全部消除，全面完成 114 个重点镇和重点流域常住人口 1 万人以上建制镇的生活污水处理设施建设任务。

辽宁省坚持生态优先绿色发展，全力抓好中央生态环保督察问题整改，扎实推进蓝天、碧水、净土保卫战，全省 PM2.5 平均浓度 39 微克/立方米，空气质量优良天数占比 83.6%，93 个国考断面河流劣 V 类水质全部消除，优良水质占比 73.3%；辽宁省持续打好蓝天、碧水、净土保卫战，全省空气优良天数比例达 92.9%，比"十二五"期末提高 6 个百分点；国考断面劣 V 类水质全部消除，优良水体比例较"十二五"期末上升 11.3 个百分点。农药、化肥、除草剂施用量大幅降低，面源污染得到有效控制。

黑龙江省开展大规模国土绿化行动，完成营造林建设 100 万亩、森林抚育建设 483 万亩，让龙江天更蓝、山更绿、水更清，生态环境更美好。

（四）深化医药卫生体制改革，全面推进健康中国建设

人民健康是民族昌盛和国家富强的重要标志。东北地区是我国重要的重工业区和产矿区，随着工业化、城镇化、人口老龄化发展及生态环境、生活行为方式变化，加之历史原因，东北振兴仍处于爬坡过坎的关键阶段，医疗卫生保障建设历史欠账较多。如今东北不仅面临人口外流严重问题，而且东北慢性非传染性疾病（简称慢性病）已成为居民的主要死亡原因和疾病负担，心脑血管疾病、癌症、慢性呼吸系统疾病、糖尿病等慢性病导致的负担占总疾病的 70% 以上，已成为制约健康预期寿命提高的重要因素。同时，肝炎、结核病、艾滋病等重大传染病防控形势仍然严峻。

针对东北三省医疗卫生保障建设历史欠账较多的问题，近几年来，东北三省重点研究医疗卫生改革的堵点和痛点，结合本省实际，坚持深化医疗卫生体制改革，探索医药、医保、医疗改革联动，着力从体制机制层面理顺关系，取得了明显成绩，城乡居民"看病难，看病贵"问题有所缓解，初步享受了新医改的实惠。黑龙江省实施疾控体系现代化、省级区域医疗中心建设、重大疫情救治基地建设、县级医院提标扩能等工程，健全分级诊疗制度，完善中医药健康服务体系，实现县级中医药服务全覆盖。广泛开展爱国卫生运动，倡导文明健康绿色环保生活方式；辽宁省完善疾病预防控制体系、健全公共卫生应急物资保障体系、加强乡村卫生室建设，大力发展中医药事业、推进智慧医疗，加强健康医学研究、改革职工医保个人账户，健全门诊共济保障机制、推进异地就医

门诊费用直接结算，积极应对人口老龄化、健全养老服务体系；吉林省加快补齐公共卫生短板、加强公共卫生服务体系建设，加大传染病防控、监测预警和疫情处置力度，健全疾病预防控制体系和卫生应急体系，大力开展爱国卫生运动，深化医药卫生体制改革、推进基本公共医疗服务均等化，完善城乡三级医疗服务网络，加强医联体、医共体建设，促进优质医疗资源下沉基层。坚持中西医并重，全面提升中医药服务能力和抗疫能力，组织开展经典名方开发工作，推动中医药传承创新发展，促进全民健身与全民健康深度融合。

新时代，东北三省通过深化医疗卫生体制改革，取得了明显的成效，基本做到了：看大病在本省解决，一般疾病在市县解决，日常的头疼脑热在社区（乡村）解决。

三　东北地区推进健康中国行动中的对策

（一）东北地区健康中国综合指数和分指数排名低于全国水平

1. 健康中国综合指数排名低于全国平均值

根据对健康中国综合指数的计算，在东北三省健康中国综合指数排名靠后，还低于全国平均值（79.75分），其中辽宁（78.75分）、吉林（77.68分）、黑龙江（76.00分），按照全国五大地区划分，东北地区在全国梯队中排名也明显靠后。

2. 健康中国四个分领域指数也低于全国平均值

在东北三省，健康水平指数：吉林第9名（89.62分）、辽宁第13名（89.45分）、黑龙江第21名（88.51分），三省均处于全国平均水平（88.37分）之上。

但是，其他四个领域的分指数均低于全国平均值。（1）健康服务指数：低于全国平均值（81.66分）；（2）健康保障指数：除辽宁第9名（70.30分）高于全国平均值（69.41分）外，吉林、黑龙江均低于全国平均值；（3）健康环境指数：除辽宁第16名（86.76分）高于全国平均值（86.62分）外，黑龙江、吉林均低于全国平均值；（4）东北三省健康中国综合指数以及分领域指数低于全国平均值，反映了东北三省在落实健康中国战略、提高全民健康水平方面的种种短板。

3. 东北地区健康中国建设的短板分析

东北地区健康中国建设存在的主要问题和原因以下几个方面。

一是历史欠账多，转型升级惰性大。东北老工业基地在计划经济时期发挥了重要作用，在东北地区经济发展的辉煌时期，工业企业固定资产原值和重工业产值一度占全国的1/5，作为优先发展区域，东北地区的工业化、城市化和经济发展水平明显高于全国平均水平。随着改革开放、经济结构升级换代、思维方式转变，国家总体规划的实施等变革，东北落伍了，使得东北经济攀崖前行，致使多年来难以有足够的资金投入到环境保护和医疗保障，与东部和中部地区形成了较大差距。

二是民营经济发展滞后，医疗保障、医疗器械等产业引入民营资本不足。长期以来，东北垄断、半垄断问题比较突出，国资国企凭借其地位和授信优势使得其子公司渗透到市场的各个领域，门槛高、渠道窄、约束多使得民间资本投资领域较窄，难以涉足医疗保障、健康产业等领域，使得环境保护和医疗保障等领域缺乏足够的资本进行改造和升级。除此外，还存在国有企业和国有资本与民企民资争夺市场的现象，政府服务企业还存在玻璃门、旋转门、弹簧门等问题。为何民营经济难以在东北得到长足发展，其根本市场化改革滞后是造成东北民营经济发展不足的重要原因。

三是医疗卫生服务资源总体不足、资源配置不合理。一方面从相关统计数据来看，东北地区在推进健康中国行动中，财政投入主要是在生态环境保护和卫生保障事业方面，但在东北振兴过程中，三省往往把财政投入放到企业的转型升级和产学研等重点领域，致使投入在生态环境保护和卫生保障事业的资金严重不足，导致其与其他地区的差距明显加大；另一方面从财政医疗卫生服务人均支出的差距来看，西部地区高于平均值，而东北地区落后于平均值，泰尔指数[①]分解显示，医疗卫生服务区域差异80%以上是由区域内差距造成的。

（二）推进东北地区健康中国行动的对策

1. 坚定不移贯彻预防为主方针，做到关口前移

在人类社会发展长河中，传染病始终是重大威胁。人类文明史可以

---

① 泰尔指数（Theil index）是衡量个人之间或者地区间收入差距"或者称不平等度"的指标。

说就是一部人类同瘟疫斗争的历史。这次我国抗击新冠肺炎疫情的实践再次证明，预防就是最经济最有效的健康策略。辽宁省近年来实施"千村美丽、万村整洁"行动，先后建成49.5万座农村无害化厕所，生活垃圾处置体系实现全覆盖，有力推进了健康辽宁建设，成功创建了国家肿瘤区域医疗中心和东北地区儿童医疗中心，主要健康指标位居全国前列，人均预期寿命79岁也是一个很好的佐证。针对东北地区幅员辽阔、人口稀少和卫生保障资金相对不足等特点，要健全公共卫生服务体系，优化医疗卫生资源投入结构，加强农村、社区等基层防控能力建设，织密织牢第一道防线。

同时，东北三省都有国境线的特殊性，严防病毒侵入国门也是一项重要任务。要总结绥芬河口岸跨境输入疫情防控的经验吸取教训，在做好常态化疫情防控的同时，立足更精准更有效地防，推动预防关口前移。要改革完善疾病预防控制体系，完善公共卫生重大风险评估、研判决策机制，创新医防协同机制，健全联防联控机制和重大疫情救治机制，增强早期监测预警能力、快速检测能力、应急处置能力、综合救治能力，深入开展爱国卫生运动，从源头上预防和控制重大疾病发生。

2. 持续打好蓝天、碧水、净土保卫战，做到常备不懈

党的十八大报告提出美丽中国，山要绿起来，人要富起来。习近平总书记在十九大报告中指出，加快生态文明体制改革，建设美丽中国。人与自然是生命共同体，人类必须尊重自然、顺应自然、保护自然。东北地区前些年，由于自然因素制约和人为活动破坏，主要存在两个方面的问题：一是工业环境污染带来生态环境的破坏；二是东北黑土区大面积坡耕地的黑土层流失和水土流失形成侵蚀沟，水土流失日益严重，生态环境日趋恶化。为此要着力解决东北突出的环境问题，坚持全民共治、源头防治，持续实施大气污染防治行动，打赢蓝天保卫战，加快水污染防治，实施流域环境和近岸海域综合治理。

要持续打好蓝天、碧水、净土保卫战，就必须做到常备不懈。要深入打好污染防治攻坚战。针对东北地区的具体实际，要大力削减城市棚户区、城中村、城乡接合部、农村地区散煤的使用，加大淘汰地级市建成区每小时35蒸吨以下的燃煤锅炉力度，减少重污染天气。持续推进中央环保督察对东北反馈意见的整改，深入开展省级环保督察，加强城市

地下地质结构水流系统调查，加快黑臭水体治理，全面实行排污许可制度。加强农业面源污染治理。加快城乡垃圾、污水处理基础设施建设，推行垃圾分类、无害化处理、资源化利用。要加大生态系统保护力度。实施重要生态系统保护和修复重大工程，优化生态安全屏障体系，构建生态廊道和生物多样性保护网络，提升生态系统质量和稳定性。开展国土绿化行动，推进荒漠化、石漠化、水土流失综合治理，强化湿地保护和恢复，加强地质灾害防治。完善天然林保护制度，扩大退耕还林还草。严格保护黑土地，扩大轮作休耕试点，健全耕地草原森林河流湖泊休养生息制度，建立市场化、多元化生态补偿机制。

3. 大力发展中医药健康产业，做到守正创新

中医药学是中国古代科学和中华民族的瑰宝，也是打开中华文明宝库的钥匙，一定要保护好、发掘好、发展好、传承好。在这次抗击新冠肺炎疫情中，中医药在疫情防治中发挥了特殊的重要作用，中医药深度介入，全程救治，在不同阶段都取得了成效，为打赢疫情防控的人民战争、总体战、阻击战贡献了中医力量。中医药治疗流行性疾病具有独特的优势，后疫情时代防治流感、新冠，依然要充分发挥中医药的优势。中医药在疫情防治中的特殊重要作用，也得到了国际社会的认可，可以说中医药振兴发展迎来天时、地利、人和的大好时机。要深入发掘中医药宝库中的精华，充分发挥中医药的独特优势，推进中医药现代化，推动中医药走向世界。

东北地区是我国中医药材的宝库，不仅中医药材品种多，而且中医药生产企业也形成了积聚，多年来中医药事业取得了显著成就，为增进全国人民健康做出了重要贡献。发展中医药产业是东北地区的禀赋资源，应该把中医药这一祖先留给我们的宝贵财富继承好、发展好、利用好，努力实现中医药健康养生文化的创造性转化、创新性发展，使之与现代健康理念相融相通，服务于人民健康，要深入发掘中医药宝库中的精华，推进产学研一体化，推进中医药产业化、现代化，让中医药走向世界创出一条新路。同时，要遵循中医药发展规律，传承精华，守正创新。中西医结合、中西药并用，是新冠肺炎疫情防控的一大特点，也是中医药传承精华、守正创新的生动实践。为此，要坚持中西医并重，推动中医药和西医药相互补充、协调发展，推动中医药事业和产业高质量发展，

推动中医药走向世界。

4. 把体育健身同人民健康结合起来，做到体医融合

体育是社会发展和人类进步的重要标志，是综合国力和社会文明程度的重要体现，实现中华民族伟大复兴的中国梦与中国体育强国梦息息相关。《"健康中国2030"规划纲要》发布体育健身活动指南，建立完善针对不同人群、不同环境、不同身体状况的运动处方库，推动形成体医结合的疾病管理与健康服务模式，发挥全民科学健身在健康促进、慢性病预防和康复等方面的积极作用，重"医"轻"防"的思路正在改变，在加强"体医融合"和"非医疗健康干预"方面，要开展国民体质测试，完善体质健康监测体系，开发应用国民体质健康监测大数据，开展运动风险评估，进一步深化全民健身国家战略。其实，"体医融合"的运动处方概念最早诞生于美国，已经经过半个多世纪的应用和发展，简单来说，运动处方是由专业的医师和运动指导人员根据病人具体的身体健康状况，以处方的形式对其运动的频次、强度、时间、方式、运动量、安全注意事项等内容进行指导，以帮助病人通过运动锻炼改善健康水平，预防和治疗疾病。

发展体育运动，增强人民体质，是我国体育工作的根本方针和任务。东北三省历史上就是我国著名的体育大省，无论是竞技体育还是群众体育都走在全国的前列，也为国家输送了各类体育竞技人才，许多奥运会奖牌获得者来自东北三省。体育承载着国家强盛、民族振兴的梦想。体育强则中国强，国运兴则体育兴。东北三省在推进健康中国行动计划中，都把发展体育工作摆上重要日程，进行精心谋划，狠抓落实，再创东北三省体育大省的辉煌，不断开创我国体育事业发展新局面，为加快把我国建设成为体育强国作出应有的贡献。要把"体医融合"的重点落实在全民健身上，这是全体人民增强体魄、健康生活的基础和保障。人民身体健康是社会主义现代化建设的重要内涵，是每一个人成长和实现幸福生活的重要基础，也是促进经济社会发展的重要动力和展示国家文化软实力的重要平台，我们要广泛开展全民健身运动，促进群众体育和竞技体育全面发展，为中华民族伟大复兴提供凝心聚气的强大精神力量。

第八章 健康中国指数的国际比较（上）

《"健康中国2030"规划纲要》对当今中国健康水平有一个总体判断：2015年我国人均预期寿命已达76.34岁，婴儿死亡率、5岁以下儿童死亡率、孕产妇死亡率分别下降到8.1‰、10.7‰和20.1人/10万人，总体上优于中高收入国家平均水平，为全面建成小康社会奠定了重要基础。同时，又在"战略目标"中提出到2030年，促进全民健康的制度体系更加完善，健康领域发展更加协调，健康生活方式得到普及，健康服务质量和健康保障水平不断提高，健康产业繁荣发展，基本实现健康公平，主要健康指标进入高收入国家行列。

为了精确地分析研判2021年"健康中国"建设的水平，根据指标数据可采集、可比较、可跟踪的原则，进一步建构了"中国与中高收入国家现代化指数"，着重对中国健康现代化的水平与中等偏上收入国家的健康水平做比较。

第一节　中国与中等偏上收入国家的健康指数

一　中国与中等偏上收入国家现代化指数

为了分析研判2021年中国健康现代化水平，我们从《国际统计年鉴》（2018—2020年）、《中国卫生健康统计年鉴》（2020年）、世卫组织（World Health Organization）数据库、联合国《人类发展报告》（2020年）选取了20个评价指标，构建了中国与中等偏上收入国家健康现代化指数评价体系（见图8-1）。

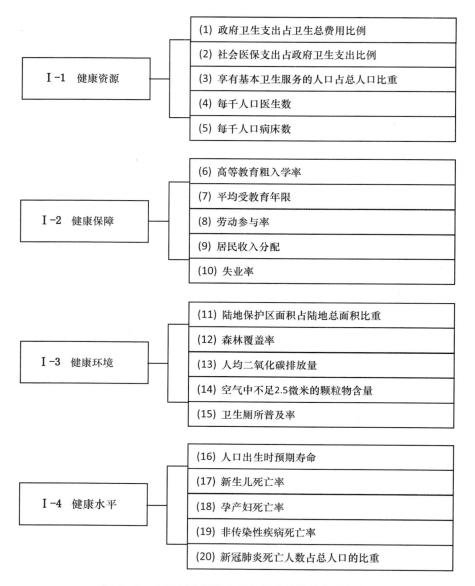

图 8-1　中国与中等偏上收入国家现代化指数框架

二　10 个中等偏上收入国家健康指数得分排序

根据计算结果（见图 8-2），10 个中等偏上收入国家健康指数得分排名前三位的是：阿根廷（81.27 分）、泰国（81.07 分）、俄罗斯

（80.97 分）；排名后三位的是：墨西哥（77.02 分）、巴西（75.01 分）、印度尼西亚（69.31 分）。

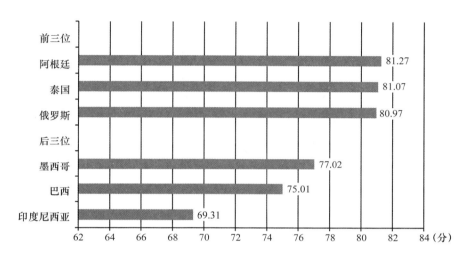

图 8 - 2　10 个中等偏上收入国家健康指数前、后三位比较

中国的健康指数得分为 80.91 分，在 10 个中等偏上收入国家中，处在第五位（见表 8 - 1），比排名第一位的阿根廷低 0.36 分，比排名最后的印度尼西亚高 11.60 分。

表 8 - 1　　　　　　10 个中等偏上收入国家健康指数得分和排名

排名	国家	健康指数各维度的百分制得分				健康指数的百分制得分
		健康资源	健康保障	健康环境	健康水平	
1	阿根廷	82.44	80.26	80.61	80.90	81.27
2	泰国	72.33	78.27	81.86	86.71	81.07
3	俄罗斯	82.48	86.81	80.81	78.92	80.97
4	土耳其	78.76	71.77	76.96	84.92	80.96
5	中国	77.36	76.86	76.49	84.74	80.91
6	哈萨克斯坦	80.84	86.55	79.48	79.48	80.60
7	马来西亚	69.17	76.12	85.62	83.82	78.84
8	墨西哥	73.25	69.66	81.16	79.92	77.02
9	巴西	67.36	67.59	85.13	79.06	75.01
10	印度尼西亚	60.62	72.84	79.93	71.69	69.31

三　中等偏上收入国家健康指数分析

前文已述，本书根据2021年世界银行数据库相关资料，选取阿根廷、泰国等10个中等收入国家参与比较研究。中国在10个中等偏上收入国家中，健康现代化的水平排到了第五名。这是中国第一次通过10个国家"健康资源""健康保障""健康环境""健康水平"的20个指标，作综合指数计算、分析后得出的健康现代化评价，修正了原有的国内只是"预期寿命"等4个指标优于中等偏上收入国家的判断，而是整体上达到了中等偏上收入国家的前五名水平。

尤其是中国的"健康资源"领域分指数得分为77.36分，在10个国家中排名在第五位，"健康水平"领域分指数得分为84.74分，在10个国家中排名在第三位；"健康保障"领域分指数在10个国家中也排在第五位，只有"健康环境"领域分指数，在10个国家中排名在第十位。

第二节　健康资源的国际比较

一　10个中等偏上收入国家健康资源得分

根据计算结果（见图8-3），10个中等偏上国家收入健康资源得分排名前三位的是：俄罗斯（82.48分）、阿根廷（82.44分）、哈萨克斯坦（80.84分）；排名后三位的是：马来西亚（69.17分）、巴西（67.36分）、印度尼西亚（60.62分）。

中国的健康资源得分77.36分，在10个中等偏上收入国家中，处在第五位（见表8-2），比排名第一位的俄罗斯低5.12分，比排名最后的印度尼西亚高16.74分。

表8-2　　　　　　　　　10个中等偏上收入国家健康资源

排名	国家	健康资源指数百分制得分
1	俄罗斯	82.48
2	阿根廷	82.44

续表

排名	国家	健康资源指数百分制得分
3	哈萨克斯坦	80.84
4	土耳其	78.76
5	中国	77.36
6	墨西哥	73.25
7	泰国	72.33
8	马来西亚	69.17
9	巴西	67.36
10	印度尼西亚	60.62

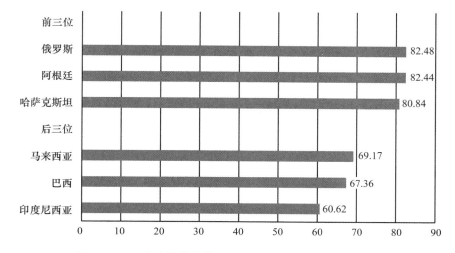

图 8 - 3 10 个中等偏上收入国家健康资源前、后三位比较

二 健康资源若干指标的国际比较分析

"健康资源"共有 5 个评价指标，这里对每一个指标作排序分析，由此可具体反映中国健康现代化在 10 个中等偏上收入国家中的水平。

（一）政府卫生支出占卫生总费用比例

根据统计数据（见图 8 - 4），10 个中等偏上收入国家政府卫生支出占卫生总费用比例排名前三位的是：土耳其（77.7%）、泰国（76.1%）、阿根廷（72.4%）；排名后三位的是马来西亚（50.6%）、印度尼西亚（48.4%）、巴西（41.9%）。

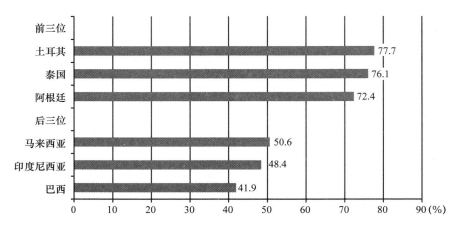

**图 8 - 4   10 个中等偏上收入国家政府卫生支出
占卫生总费用比例前、后三位比较**

中国的政府卫生支出占卫生总费用比例为 56.7%，在 10 个中等偏上收入国家中，处在第六位（见表 8 - 3），比排名第一位的土耳其低 21 个百分点，比排名最后的巴西高 14.8 个百分点。

表 8 - 3   10 个中等偏上收入国家政府卫生支出占卫生总费用比例

排名	国家	政府卫生支出占卫生总费用比例（%）
1	土耳其	77.7
2	泰国	76.1
3	阿根廷	72.4
4	哈萨克斯坦	62.1
5	俄罗斯	57.1
6	中国	56.7
7	墨西哥	51.5
8	马来西亚	50.6
9	印度尼西亚	48.4
10	巴西	41.9

（二）社会医保支出占政府卫生支出比例

根据统计数据（见图 8 - 5），10 个中等偏上收入国家社会医保支出占政府卫生支出比例排名前三位的是：中国（67.9%）、土耳其

（64.1%）、墨西哥（55.1%）；排名后三位的是：马来西亚（0.9%）、哈萨克斯坦（0%）、巴西（0%）。

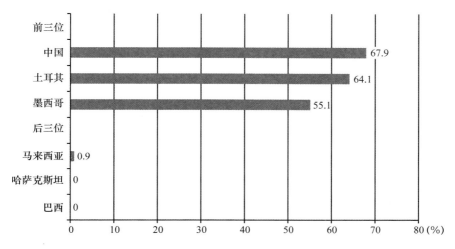

图 8 - 5　10 个中等偏上收入国家社会医保支出
占政府卫生支出比例前、后三位比较

中国的社会医保支出占政府卫生支出比例为 67.9%，在 10 个中等偏上收入国家中，处在第一位（见表 8 - 4），比排名最后的哈萨克斯坦和巴西高出 67.9 个百分点。

表 8 - 4　　10 个中等偏上收入国家社会医保支出占政府卫生支出比例

排名	国家	社会医保支出占政府卫生支出比例（%）
1	中国	67.9
2	土耳其	64.1
3	墨西哥	55.1
4	阿根廷	52.8
5	俄罗斯	38.9
6	印度尼西亚	17.6
7	泰国	9.2
8	马来西亚	0.9
9	巴西	0
9	哈萨克斯坦	0

（三）享有基本卫生服务的人口占总人口比重

根据统计数据（见图8-6），10个中等偏上收入国家享有基本卫生服务的人口占总人口比重排名前三位的是：马来西亚（99.6%）、泰国（98.8%）、哈萨克斯坦（97.9%）；排名后三位的是：巴西（88.3%）、阿根廷（88.3%）、中国（84.8%）、印度尼西亚（73.1%）。

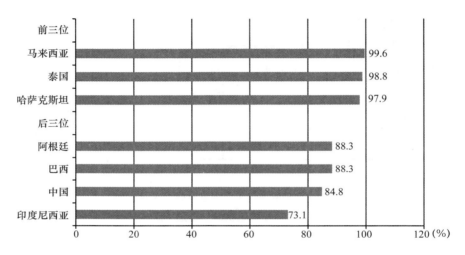

**图8-6　10个中等偏上收入国家享有基本卫生服务的人口
占总人口比重前、后三位比较**

中国的享有基本卫生服务的人口占总人口比重为84.8%，在10个中等偏上收入国家中，处在第九位（见表8-5），比排名第一位的马来西亚低14.8个百分点，比排名最后的印度尼西亚高11.7个百分点。

表8-5　10个中等偏上收入国家享有基本卫生服务的人口占总人口比重

排名	国家	享有基本卫生服务的人口占总人口比重（%）
1	马来西亚	99.6
2	泰国	98.8
3	哈萨克斯坦	97.9
4	土耳其	97.3
5	墨西哥	91.2

续表

排名	国家	享有基本卫生服务的人口占总人口比重（%）
6	俄罗斯	90.5
7	阿根廷	88.3
7	巴西	88.3
9	中国	84.8
10	印度尼西亚	73.1

（四）每千人口医生数

根据统计数据（见图 8-7），10 个中等偏上收入国家每千人口医生数排名前三位的是：哈萨克斯坦（4.0 人）、阿根廷（4.0 人）、俄罗斯（4.0 人）；排名后三位的是：马来西亚（1.5 人）、泰国（0.8 人）、印度尼西亚（0.4 人）。

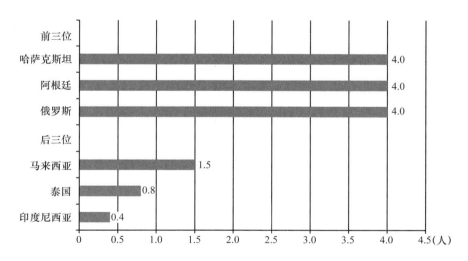

图 8-7　10 个中等偏上收入国家每千人口医生数前、后三位比较

中国的每千人口医生数为 2.0 人，在 10 个中等偏上收入国家中，处于第六位（见表 8-6），比并列第一位的俄罗斯、阿根廷、哈萨克斯坦少 2.0 人，比排名最后的印度尼西亚多 1.6 人。

表 8 - 6　　　　　　　10 个中等偏上收入国家每千人口医生数

排名	国家	每千人口医生数（人）
1	俄罗斯	4.0
1	阿根廷	4.0
1	哈萨克斯坦	4.0
4	墨西哥	2.4
5	巴西	2.2
6	中国	2.0
7	土耳其	1.8
8	马来西亚	1.5
9	泰国	0.8
10	印度尼西亚	0.4

（五）每千人口病床数

根据统计数据（见图 8 - 8），10 个中等偏上收入国家每千人口病床数排名前三位的是：俄罗斯（8.20 张）、哈萨克斯坦（6.70 张）、中国（6.46 张）；排名后三位的是：马来西亚（1.90 张）、墨西哥（1.50 张）、印度尼西亚（1.20 张）。

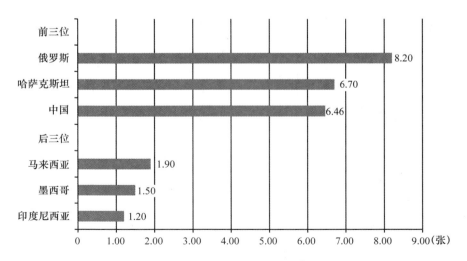

图 8 - 8　10 个中等偏上收入国家每千人口病床数前、后三位比较

中国的每千人口病床数为6.46张，在10个中等偏上国家中，处于第三位（见表8-7），比排名第一位的俄罗斯少1.74张，比排名最后的印度尼西亚多5.26张。

表8-7　　　　　　　10个中等偏上收入国家每千人口病床数

排名	国家	每千人口病床数（张）
1	俄罗斯	8.20
2	哈萨克斯坦	6.70
3	中国	6.46
4	阿根廷	5.00
5	土耳其	2.70
6	巴西	2.20
7	泰国	2.10
8	马来西亚	1.90
9	墨西哥	1.50
10	印度尼西亚	1.20

第三节　健康保障的国际比较

一　10个中等偏上收入国家健康保障得分

根据计算结果（见图8-9），10个中等偏上收入国家健康保障得分排名前三位的是：俄罗斯（86.81分）、哈萨克斯坦（86.55分）、阿根廷（80.26分）；排名后三位的是：土耳其（71.77分）、墨西哥（69.66分）、巴西（67.59分）。

中国的健康保障得分为76.86分，在10个中等偏上收入国家中，处于第五位（见表8-8），比排名第一位的俄罗斯低9.95分，比排名最后的巴西高9.27分。

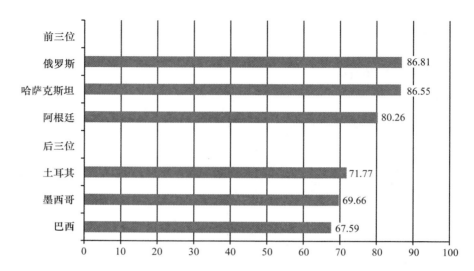

图 8-9　10 个中等偏上收入国家健康保障得分前、后三位比较

表 8-8　　　　　　　　10 个中等偏上收入国家健康保障得分

排名	国家	健康保障指数百分制得分
1	俄罗斯	86.81
2	哈萨克斯坦	86.55
3	阿根廷	80.26
4	泰国	78.27
5	中国	76.86
6	马来西亚	76.12
7	印度尼西亚	72.84
8	土耳其	71.77
9	墨西哥	69.66
10	巴西	67.59

二　健康保障若干指标的国际比较分析

"健康保障"共有 5 个评价指标，这里对每一个指标作排序分析，由此可具体反映中国健康现代化在 10 个中等偏上收入国家中的水平。

（一）高等教育粗入学率

根据统计数据（见图 8-10），10 个中等偏上收入国家高等教育粗入学率排名前三位的是：土耳其（113.2%）、阿根廷（90.0%）、俄罗斯（84.6%）；排名后三位的是：马来西亚（45.1%）、墨西哥（41.5%）、印度尼西亚（36.3%）。

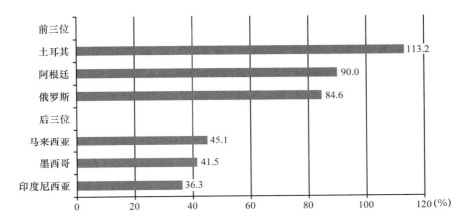

图8-10　10个中等偏上收入国家高等教育粗入学率前、后三位比较

中国的高等教育粗入学率为50.6%，在10个中等偏上收入国家中，处于第六位（见表8-9），比排名第一位的土耳其低62.6个百分点，比排名最后的印度尼西亚高14.3个百分点。

表8-9　　　10个中等偏上收入国家高等教育粗入学率比较

排名	国家	高等教育粗入学率（%）
1	土耳其	113.2
2	阿根廷	90.0
3	俄罗斯	84.6
4	哈萨克斯坦	54.0
5	巴西	51.3
6	中国	50.6
7	泰国	49.3
8	马来西亚	45.1
9	墨西哥	41.5
10	印度尼西亚	36.3

（二）平均受教育年限

根据统计数据（见图 8 – 11），10 个中等偏上收入国家平均受教育年限排名前三位的是：俄罗斯（12.2 年）、哈萨克斯坦（11.9 年）、阿根廷（10.9 年）；排名后三位的是：中国（8.1 年）、土耳其（8.1 年）、泰国（7.9 年）。

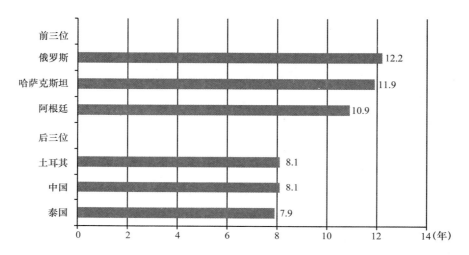

图 8 – 11　10 个中等偏上收入国家平均受教育年限前、后三位比较

中国的平均受教育年限为 8.1 年，在 10 个中等偏上收入国家中，处于第八位（见表 8 – 10），比排名第一位的俄罗斯少 4.1 年，比排名最后的泰国多 0.2 年。

表 8 – 10　　　　　10 个中等偏上收入国家平均受教育年限

排名	国家	平均受教育年限（年）
1	俄罗斯	12.2
2	哈萨克斯坦	11.9
3	阿根廷	10.9
4	马来西亚	10.4
5	巴西	9.7
6	墨西哥	8.8
7	印度尼西亚	8.2
8	中国	8.1
8	土耳其	8.1
10	泰国	7.9

（三）劳动参与率

根据统计数据（见图 8 – 12），10 个中等偏上收入国家劳动参与率排名前三位的是：哈萨克斯坦（76.6%）、中国（75.6%）、泰国（74.7%）、；排名后三位的是：马来西亚（68.2%）、墨西哥（64.4%）、土耳其（58.2%）。

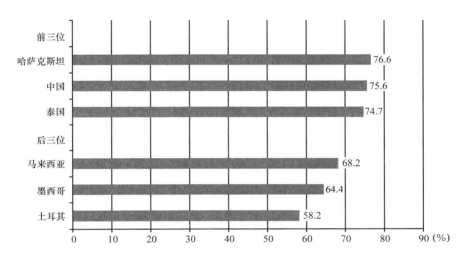

图 8 – 12　10 个中等偏上收入国家劳动参与率前、后三位比较

中国的劳动参与率为 75.6%，在 10 个中等偏上收入国家中，处于第二位（见表 8 – 11），比排名第一位的哈萨克斯坦低 1.0 个百分点，比排名最后的土耳其高 17.4 个百分点。

表 8 – 11　　　　　　　　　10 个中等偏上收入国家劳动参与率

排名	国家	劳动参与率（%）
1	哈萨克斯坦	76.6
2	中国	75.6
3	泰国	74.7
4	俄罗斯	74.4
5	巴西	70.4
6	印度尼西亚	69.8
7	阿根廷	69.2
8	马来西亚	68.2
9	墨西哥	64.4
10	土耳其	58.2

（四）居民收入分配

根据统计数据（见图8-13），10个中等偏上收入国家居民收入分配（基尼系数）排名前三位的是：哈萨克斯坦（0.28）、泰国（0.36）、印度尼西亚（0.38）；排名后三位的是：土耳其（0.48）、墨西哥（0.45）、巴西（0.54）。

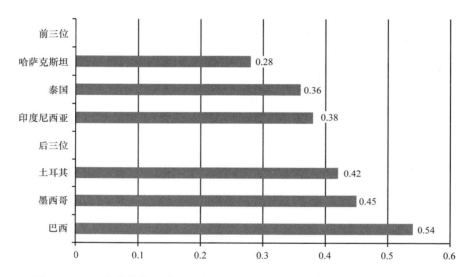

图8-13　10个中等偏上收入国家居民收入分配（基尼系数）前、后三位比较

中国的居民收入分配（基尼系数）为0.39，在10个中等偏上收入国家中，处于第五位（见表8-12），比排名第一位的哈萨克斯坦高0.11，比排名最后的巴西低0.15。

表8-12　　　10个中等偏上收入国家居民收入分配（基尼系数）

排名	国家	居民收入分配（基尼系数）
1	哈萨克斯坦	0.28
2	泰国	0.36
3	俄罗斯	0.38
3	印度尼西亚	0.38
5	中国	0.39
6	阿根廷	0.41
6	马来西亚	0.41

续表

排名	国家	居民收入分配（基尼系数）
8	土耳其	0.42
9	墨西哥	0.45
10	巴西	0.54

（五）失业率

根据统计数据（见图8-14），10个中等偏上收入国家失业率排名前三位的是：泰国（0.7%）、马来西亚（3.4%）、墨西哥（3.5%）；排名后三位的是：阿根廷（9.8%）、巴西（12.8%）、土耳其（13.5%）。

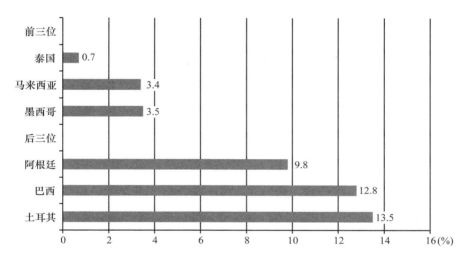

图8-14　10个中等偏上收入国家失业率前、后三位比较

中国的失业率为3.6%，在10个中等偏上收入国家中，处于第四位（见表8-13），比排名第一位的泰国高2.9个百分点，比排名最后的土耳其低9.9个百分点。

表8-13　　　　　　　　10个中等偏上收入国家失业率

排名	国家	失业率（%）
1	泰国	0.7
2	马来西亚	3.4

续表

排名	国家	失业率（%）
3	墨西哥	3.5
4	中国	3.6
4	印度尼西亚	3.6
6	俄罗斯	4.5
7	哈萨克斯坦	4.6
8	阿根廷	9.8
9	巴西	12.8
10	土耳其	13.5

第四节　健康环境的国际比较

一　10 个中等偏上收入国家健康环境得分

根据计算结果（图 8-15），10 个中等偏上收入国家健康环境得分排名前三位的是：马来西亚（85.62 分）、巴西（85.13 分）、泰国（81.86分）；排名后三位的是：哈萨克斯坦（79.48 分）、土耳其（76.96 分）、中国（76.49 分）。

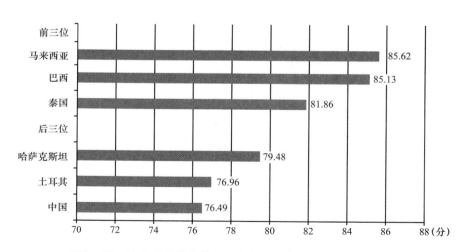

图 8-15　10 个中等偏上收入国家健康环境得分前、后三位比较

中国的健康环境得分为 76.49 分，在 10 个中等偏上收入国家中，处于第十位（见表 8-14），比排名第一位的巴西低 9.13 分。

表 8-14 　　　　　　　　10 个中等偏上收入国家健康环境得分

排名	国家	健康环境指数百分制得分（分）
1	马来西亚	85.62
2	巴西	85.13
3	泰国	81.86
4	墨西哥	81.16
5	俄罗斯	80.81
6	阿根廷	80.61
7	印度尼西亚	79.93
8	哈萨克斯坦	79.48
9	土耳其	76.96
10	中国	76.49

二　健康环境若干指标的国际比较分析

"健康环境"共有 5 个评价指标，这里对每一个指标作排序分析，由此可具体反映中国健康现代化在 10 个中等偏上收入国家中的水平。

（一）陆地保护区面积占陆地总面积比重

根据统计数据（见图 8-16），10 个中等偏上收入陆地保护区面积占陆地总面积比重排名前三位的是：巴西（29.4%）、马来西亚（19.1%）、泰国（18.8%）；排名后三位的是：阿根廷（8.8%）、哈萨克斯坦（3.3%）、土耳其（0.2%）。

中国的陆地保护区面积占陆地总面积比重为 15.5%，在 10 个中等偏上收入国家中，处于第四位（见表 8-15），比排名第一位的巴西低 13.9 个百分点，比排名最后的土耳其高 15.3 个百分点。

表 8-15 　　　10 个中等偏上收入国家陆地保护区面积占陆地面积比重

排名	国家	陆地保护区面积占陆地面积比重（%）
1	巴西	29.4
2	马来西亚	19.1
3	泰国	18.8
4	中国	15.5

续表

排名	国家	陆地保护区面积占陆地面积比重（%）
5	墨西哥	14.5
6	印度尼西亚	12.2
7	俄罗斯	9.7
8	阿根廷	8.8
9	哈萨克斯坦	3.3
10	土耳其	0.2

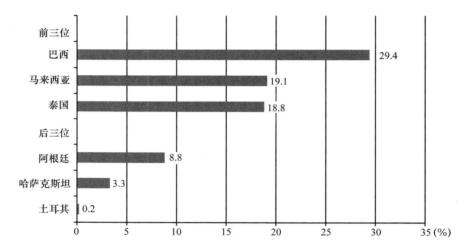

图 8 - 16　10 个中等偏上收入国家陆地保护区面积
占陆地面积比重前、后三位比较

（二）森林覆盖率

根据统计数据（见图 8 - 17），10 个中等偏上收入国家森林覆盖率排名前三位的是：马来西亚（67.6%）、巴西（58.9%）、印度尼西亚（49.9%）；排名后三位的是：土耳其（15.4%）、阿根廷（9.8%）、哈萨克斯坦（1.2%）。

中国的森林覆盖率为 22.4%，在 10 个中等偏上收入国家中，处于第七位（见表 8 - 16），比排名第一位的马来西亚低 45.2 个百分点，比排名最后的哈萨克斯坦高 21.2 个百分点。

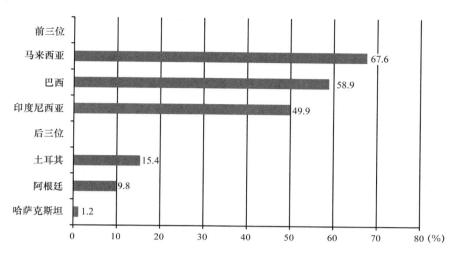

图 8-17　10个中等偏上收入国家森林覆盖率前、后三位比较

表 8-16　　　　　　　　10个中等偏上收入国家森林覆盖率

排名	国家	森林覆盖率（%）
1	马来西亚	67.6
2	巴西	58.9
3	印度尼西亚	49.9
4	俄罗斯	49.8
5	墨西哥	33.9
6	泰国	32.2
7	中国	22.4
8	土耳其	15.4
9	阿根廷	9.8
10	哈萨克斯坦	1.2

（三）人均二氧化碳排放量

根据统计数据（见图8-18），10个中等偏上收入国家人均二氧化碳排放量排名前三位的是：印度尼西亚（2.2吨）、巴西（2.2吨）、墨西哥（3.9吨）；排名后三位的是：马来西亚（8.1吨）、俄罗斯（12.0吨）、哈萨克斯坦（13.9吨）。

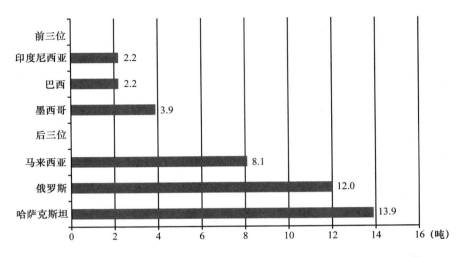

图 8 - 18　10 个中等偏上收入国家人均二氧化碳排放量前、后三位比较

中国的人均二氧化碳排放量为 7.2 吨，在 10 个中等偏上收入国家中，处于第七位（见表 8 - 17），比排名第一位的巴西与印度尼西亚多 5 吨，比排名最后的哈萨克斯坦少 6.7 吨。

表 8 - 17　　　　　10 个中等偏上收入国家人均二氧化碳排放量

排名	国家	人均二氧化碳排放量（吨）
1	巴西	2.2
1	印度尼西亚	2.2
3	墨西哥	3.9
4	泰国	4.1
5	阿根廷	4.6
6	土耳其	4.7
7	中国	7.2
8	马来西亚	8.1
9	俄罗斯	12.0
10	哈萨克斯坦	13.9

（四）空气中不足 2.5 微米的颗粒物含量

根据统计数据（见图 8 - 19），10 个中等偏上收入国家空气中不足 2.5 微米的颗粒物含量排名前三位的是：巴西（12.7 微克/立方米）、阿根廷（13.3 微克/立方米）、哈萨克斯坦（13.8 微/立方米克/立方米）；排名后三位的是：泰国（26.3 微克/立方米）、土耳其（44.3 微克/立方米）、中国（52.7 微克/立方米）。

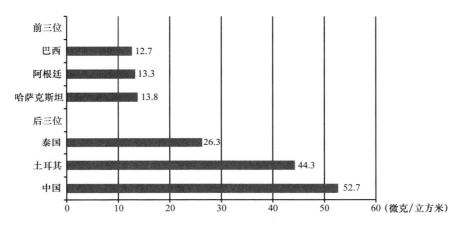

图 8 – 19　10 个中等偏上收入国家空气中不足 2.5 微米的
颗粒物含量前、后三位比较

中国的空气中不足 2.5 微米的颗粒物含量为 52.7 微克/立方米，在 10 个中等偏上收入国家中，处于最后（见表 8 – 18），比排名第一位的巴西高 40 微克/立方米。

表 8 – 18　10 个中等偏上收入国家空气中不足 2.5 微米的颗粒物含量

排名	国家	空气中不足 2.5 微米的颗粒物含量（微克/立方米）
1	巴西	12.7
2	阿根廷	13.3
3	哈萨克斯坦	13.8
4	马来西亚	16.0
5	俄罗斯	16.2
6	印度尼西亚	16.5
7	墨西哥	20.9
8	泰国	26.3
9	土耳其	44.3
10	中国	52.7

（五）卫生厕所普及率

根据统计数据（见图8-20），10个中等偏上收入国家卫生厕所普及率排名前三位的是：哈萨克斯坦（98%）、马来西亚（96%）、阿根廷（96%）；排名后三位的是：中国（77%）、俄罗斯（72%）、印度尼西亚（61%）。

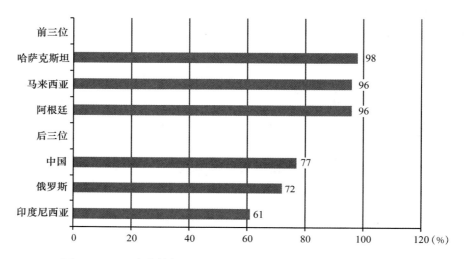

图8-20　10个中等偏上收入国家卫生厕所普及率前、后五位比较

中国的卫生厕所普及率为77%，在10个中等偏上收入国家中，处于第八位（见表8-19），比排名第一位的哈萨克斯坦低21个百分点，比排名最后的印度尼西亚高16个百分点。

表8-19　　　　　10个中等偏上收入国家卫生厕所普及率

排名	国家	卫生厕所普及率（%）
1	哈萨克斯坦	98
2	阿根廷	96
2	马来西亚	96
4	土耳其	95
5	泰国	93
6	墨西哥	85
7	巴西	83
8	中国	77
9	俄罗斯	72
10	印度尼西亚	61

第五节　健康水平的国际比较

一　10 个中等偏上收入国家健康水平得分

根据计算结果（见图 8 – 21），10 个中等偏上收入国家健康水平得分排名前三位的是：泰国（86.71 分）、土耳其（84.92 分）、中国（84.74分）；排名后三位的是：巴西（79.06 分）、俄罗斯（78.92 分）、印度尼西亚（71.69 分）。

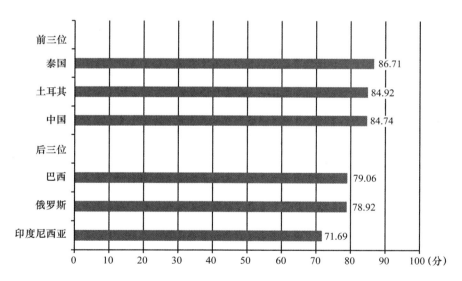

图 8 – 21　10 个中等偏上收入国家健康水平得分前、后三位比较

中国的健康水平得分为 84.74 分，在 10 个中等偏上收入国家中，处于第三位（见表 8 – 20），比排名第一位的泰国低 1.97 分，比排名最后的印度尼西亚高 13.05 分。

表 8 - 20　　　　10 个中等偏上收入国家健康水平得分前后三位比较

排名	国家	健康水平指数百分制得分
1	泰国	86.71
2	土耳其	84.92
3	中国	84.74
4	马来西亚	83.82
5	阿根廷	80.90
6	墨西哥	79.92
7	哈萨克斯坦	79.48
8	巴西	79.06
9	俄罗斯	78.92
10	印度尼西亚	71.69

二　健康水平若干指标的国际比较分析

"健康水平"共有 5 个评价指标，这里对每一个指标作排序分析，由此可具体反映中国健康现代化在 10 个中等偏上收入国家中的水平。

（一）人口出生时预期寿命

根据统计数据（见图 8 - 22），10 个中等偏上收入国家人口出生时预期寿命排名前三位的是：土耳其（77.4 岁）、泰国（76.9 岁）、中国（76.7 岁）；排名后三位的是：哈萨克斯坦（73.2 岁）、俄罗斯（72.7 岁）、印度尼西亚（71.5 岁）。

中国的人口出生时预期寿命为 76.7 岁，在 10 个中等偏上收入国家中，处于第三位（见表 8 - 21），比排名第一位的土耳其低 0.7 岁，比排名最后的印度尼西亚高 5.2 岁。

表 8 - 21　　　　10 个中等偏上收入国家人口出生时预期寿命

排名	国家	人口出生时预期寿命（岁）
1	土耳其	77.4
2	泰国	76.9
3	中国	76.7
4	阿根廷	76.5
5	马来西亚	76.0

续表

排名	国家	人口出生时预期寿命（岁）
6	巴西	75.7
7	墨西哥	75.0
8	哈萨克斯坦	73.2
9	俄罗斯	72.7
10	印度尼西亚	71.5

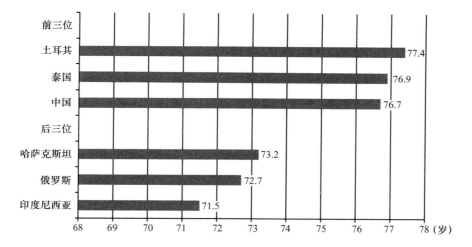

图 8 - 22　10 个中等偏上收入国家人口出生时预期寿命前、后三位比较

（二）新生儿死亡率

根据统计数据（见图 8 - 23），10 个中等偏上收入国家新生儿死亡率排名前三位的是：俄罗斯（3.2‰）、中国（4.3‰）、马来西亚（4.3‰）；排名后三位的是：墨西哥（7.5‰）、巴西（8.1‰）、印度尼西亚（12.7‰）。

中国的新生儿死亡率为 4.3‰，在 10 个中等偏上收入国家中，处于第二位（见表 8 - 22），比排名第一位的俄罗斯高 1.1 个千分点，比排名最后的印度尼西亚低 8.4 个千分点。

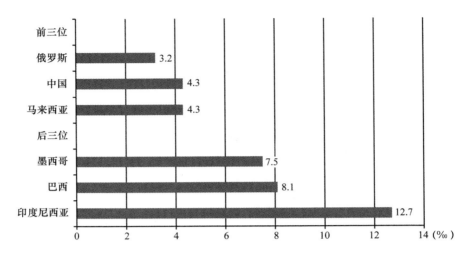

图 8 – 23　10 个中等偏上收入国家新生儿死亡率前、后三位比较

表 8 – 22　　　　　　　　10 个中等偏上收入国家新生儿死亡率

排名	国家	新生儿死亡率（‰）
1	俄罗斯	3.2
2	中国	4.3
2	马来西亚	4.3
4	泰国	5.0
5	土耳其	5.5
6	哈萨克斯坦	5.6
7	阿根廷	6.4
8	墨西哥	7.5
9	巴西	8.1
10	印度尼西亚	12.7

（三）孕产妇死亡率

根据统计数据（见图 8 – 24），10 个中等偏上收入国家孕产妇死亡率排名前三位的是：哈萨克斯坦（10/10 万）、土耳其（17/10 万）、俄罗斯（17/10 万）；排名后三位的是：阿根廷（39/10 万）、巴西（60/10 万）、印度尼西亚（177/10 万）。

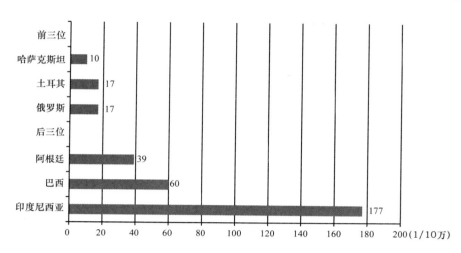

图 8 - 24　10 个中等偏上收入国家孕产妇死亡率前、后三位比较

中国的孕产妇死亡率为 29/10 万，在 10 个中等偏上收入国家中，处于第四位（见表 8 - 23），比排名第一位的哈萨克斯坦高 19/10 万，比排名最后的印度尼西亚低 148/10 万。

表 8 - 23　　　　　　　10 个中等偏上收入国家孕产妇死亡率

排名	国家	孕产妇死亡率（1/10 万）
1	哈萨克斯坦	10
2	俄罗斯	17
2	土耳其	17
4	中国	29
4	马来西亚	29
6	墨西哥	33
7	泰国	37
8	阿根廷	39
9	巴西	60
10	印度尼西亚	177

（四）非传染性疾病死亡率

根据统计数据（见图 8 - 25），10 个中等偏上收入国家非传染性疾病死亡率排名前三位的是：泰国（362.6 人/10 万人）、巴西（424.5 人/10

万人）、阿根廷（435.2 人/10 万人）；排名后三位的是：俄罗斯（619.5
人/10 万人）、哈萨克斯坦（620.9 人/10 万人）、印度尼西亚（660.7 人/
10 万人）。

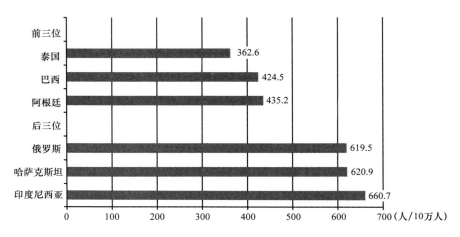

图 8 - 25　10 个中等偏上收入国家非传染性疾病死亡率前、后三位比较

中国的非传染性疾病死亡率为 491.5 人/10 万人，在 10 个中等偏上
收入国家中，处于第六位（见表 8 - 24），比排名第一位的泰国高 128.9
个百分点，比排名最后的印度尼西亚高 169.2 个百分点。

表 8 - 24　　　　　　10 个中等偏上收入国家非传染性疾病死亡率

排名	国家	非传染性疾病死亡率（人/10 万人）
1	泰国	362.6
2	巴西	424.5
3	阿根廷	435.2
4	土耳其	436.8
5	墨西哥	464.8
6	中国	491.5
7	马来西亚	501.1
8	俄罗斯	619.5
9	哈萨克斯坦	620.9
10	印度尼西亚	660.7

（五）新冠肺炎死亡人数占总人口的比重

根据统计数据（见图8-26），10个中等偏上收入国家新冠肺炎死亡人数占总人口的比重排名前三位的是：中国（0.000400895%）、泰国（0.005171921%）、马来西亚（0.022372244%）；排名后三位的是：墨西哥（0.183404910%）、阿根廷（0.224685485%）、巴西（0.255343201%）。

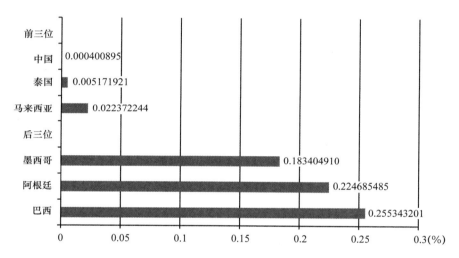

图8-26　10个中等偏上收入国家新冠肺炎死亡人数占
总人口的比重前、后三位比较

中国的新冠肺炎死亡人数在人口中的占比为0.000400895%，在10个中等偏上收入国家中，处于第一位（见表8-25），比排名最后的巴西低0.254942306个百分点。

表8-25　10个中等偏上收入国家新冠肺炎死亡人数占总人口的比重

排名	国家	新冠肺炎死亡人数占总人口的比重（%）
1	中国	0.000400895
2	泰国	0.005171921
3	马来西亚	0.022372244
4	印度尼西亚	0.028364278
5	哈萨克斯坦	0.04552522
6	土耳其	0.060055205

续表

排名	国家	新冠肺炎死亡人数占总人口的比重（%）
7	俄罗斯	0.104580661
8	墨西哥	0.18340491
9	阿根廷	0.224685485
10	巴西	0.255343201

　　对中国与中等偏上收入国家健康现代化水平的比较，在国内是第一次作相关的指数比较分析，以后每年将跟踪比较中国与中等偏上收入国家健康现代化水平，以便为国家健康中国战略实施以及健康中国大行动推进提供相关的决策参考。

第九章　健康中国指数的国际比较（下）

前面比较了中国健康现代化与中等偏上收入国家的水平，这部分进一步分析研判中国有哪些指标达到了高收入国家水平，哪些指标与高收入国家的健康现代化水平有差距，以实施精准的健康现代化战略。

第一节　中国进入高收入国家行列的健康现代化指标

中国的健康现代建设水平有 9 个指标进入了高收入国家的行列，主要有"政府卫生支出占卫生总费用比例""社会医保支出占政府卫生支出比例""每千人口病床数""劳动参与率""失业率""新冠肺炎死亡人数在人口中的百分比"等，这一判断使我们对中国健康现代化水平的分析，比国家《规划纲要》提出到 2030 年前主要指标进入高收入国家水平，提前了 10 年时间。

一　政府卫生支出占卫生总费用比例

中国的政府卫生支出占卫生总费用比例为 56.7%，与 16 个高收入国家相比，处于第十五位，比排在第一位的日本低 27.4 个百分点，比排在最后一位的新加坡高 8.5 个百分点（见表 1 - 13）。

二　社会医保支出占政府卫生支出比例

中国的社会医保支出占政府卫生支出比例为 67.9%，与 16 个高收入国家相比，处于第十位，比排在第一位的法国低 27.2 个百分点，比排在第十五位的意大利高 67.5 个百分点（见表 9 - 1）。

表 9 - 1   中国与 16 个高收入国家社会医保支出
占政府卫生支出比例的比较

排名	国家	社会医保支出占政府卫生支出比例（％）
1	法国	95.1
2	捷克	92.7
3	荷兰	91.2
4	德国	88.8
5	美国	87.3
6	日本	87
7	波兰	86.2
8	韩国	77.8
9	以色列	71.8
10	中国	67.9
11	新加坡	14.1
12	新西兰	10.4
13	西班牙	6.6
14	加拿大	1.9
15	意大利	0.4
16	澳大利亚	—
17	英国	—

注：澳达利亚、英国数据缺失。

三 每千人口病床数

中国的每千人口病床数为 6.46 张，与 16 个高收入国家相比，处于第七位，比排在第一位的日本少 6.94 张，比排在最后一位的新加坡多 4.06 张（见表 9 - 2）。

表 9 - 2   中国与 16 个高收入国家每千人口病床数的比较

排名	国家	每千人口病床数（张）
1	日本	13.40
2	韩国	11.50
3	德国	8.30
4	波兰	6.50
4	法国	6.50
4	捷克	6.50

排名	国家	每千人口病床数（张）
7	中国	6.46
8	荷兰	4.70
9	澳大利亚	3.80
10	意大利	3.40
11	以色列	3.10
12	西班牙	3.00
13	美国	2.90
14	新西兰	2.80
14	英国	2.80
16	加拿大	2.70
17	新加坡	2.40

四　劳动参与率

中国的劳动参与率为 75.6%，与 16 个高收入国家相比，处于第十位，比排在第一位的新西兰低 5.6 个百分点，比排在最后一位的意大利高 9.9 个百分点（见表 9 – 3）。

表 9 – 3　　　　中国与 16 个高收入国家劳动参与率的比较

排名	国家	劳动参与率（%）
1	新西兰	81.2
2	荷兰	80.4
3	日本	79.2
4	德国	78.6
4	加拿大	78.6
6	澳大利亚	78.1
7	英国	77.8
8	新加坡	77.5
9	捷克	76.9
10	中国	75.6
11	西班牙	74.0
12	美国	72.6
13	以色列	72.5

排名	国家	劳动参与率（%）
14	法国	72.1
15	波兰	70.6
16	韩国	69.4
17	意大利	65.7

五　失业率

中国的失业率为 3.6%，与 16 个高收入国家相比，处于第六位，比排在第一位的捷克高 1.7 个百分点，比排在最后一位的西班牙低 10.4 个百分点。（见表 9 - 4）

表 9 - 4　　　　　　　中国与 16 个高收入国家失业率的比较

排名	国家	失业率（%）
1	捷克	1.9
2	日本	2.3
3	德国	3.0
4	荷兰	3.2
5	波兰	3.5
6	中国	3.6
7	韩国	3.7
7	美国	3.7
9	以色列	3.9
9	英国	3.9
11	新加坡	4.1
11	新西兰	4.1
13	澳大利亚	5.3
14	加拿大	5.7
15	法国	8.4
16	意大利	9.9
17	西班牙	14.0

六　陆地保护区面积占陆地面积比重

中国的陆地保护区面积占陆地面积比重为 15.5%，与 16 个高收入国家相比，处于第十二位，比排在第一位的波兰低 24.2 个百分点，比排在最后一位的新加坡高 9.9 个百分点（见表 9 – 5）。

表 9 – 5　中国与 16 个高收入国家陆地保护区面积占陆地面积比重的比较

排名	国家	陆地保护区面积占陆地面积比重（%）
1	波兰	39.7
2	德国	37.8
3	新西兰	32.6
4	日本	29.4
5	英国	28.7
6	西班牙	28.1
7	法国	25.8
8	捷克	22.2
9	意大利	21.5
10	以色列	20.0
11	澳大利亚	19.3
12	中国	15.5
13	美国	13.0
14	韩国	11.7
15	荷兰	11.2
16	加拿大	9.7
17	新加坡	5.6

七　森林覆盖率

中国的森林覆盖率为 22.4%，与 16 个高收入国家相比，处于第十三位，比排在第一位的日本低 46.1 个百分点，比排在最后一位的以色列高 14.7 个百分点。（见表 9 – 6）

表 9 - 6　　　　　　中国与 16 个高收入国家森林覆盖率的比较

排名	国家	森林覆盖率（%）
1	日本	68.5
2	韩国	63.4
3	新西兰	38.6
4	加拿大	38.2
5	西班牙	36.9
6	捷克	34.6
7	美国	33.9
8	德国	32.7
9	意大利	31.8
10	法国	31.2
11	波兰	30.9
12	新加坡	23.1
13	中国	22.4
14	澳大利亚	16.3
15	英国	13.1
16	荷兰	11.2
17	以色列	7.7

八　人均二氧化碳排放量

　　中国的人均二氧化碳排放量为 7.2 吨，与 16 个高收入国家相比，处于第五位，比排在第一位的意大利和西班牙多 1.9 吨，比排在最后一位的美国和澳大利亚少 8.3 吨（见表 9 - 7）。

表 9 - 7　　　　中国与 16 个高收入国家人均二氧化碳排放量的比较

排名	国家	人均二氧化碳排放量（吨）
1	意大利	5.3
1	西班牙	5.3
3	英国	5.8
4	新加坡	6.7
5	中国	7.2
6	新西兰	7.3
7	以色列	7.6
8	波兰	7.9
9	德国	8.8

续表

排名	国家	人均二氧化碳排放量（吨）
9	法国	8.8
11	日本	8.9
12	捷克	9.7
13	荷兰	10
14	韩国	12.1
15	加拿大	15.1
16	美国	15.5
16	澳大利亚	15.5

九　新冠肺炎死亡人数占总人口的比重

中国的新冠肺炎死亡人数占总人口的比重为 0.000400895%，与 16 个高收入国家相比，处于第一位，比排在第二位的新西兰低 0.000110483 个百分点，比排在最后一位的捷克低 0.28319846 个百分点。（见表 9-8）

表 9-8　　　　　中国与 16 个高收入国家新冠肺炎死亡人数
占总人口的比重比较

排名	国家	新冠肺炎死亡人数占总人口的比重（%）
1	中国	0.000400895
2	新西兰	0.000511378
3	新加坡	0.000633156
4	澳大利亚	0.003562107
5	韩国	0.003978326
6	日本	0.011983055
7	加拿大	0.069737756
8	以色列	0.070034393
9	荷兰	0.101960084
10	德国	0.109821508
11	法国	0.164017518
12	西班牙	0.171405098
13	美国	0.183393359
14	英国	0.191657277
15	波兰	0.19820925
16	意大利	0.214736123
17	捷克	0.283599355

第二节　中国与高收入国家中处于中间水平国家的比较

如按照评价"健康现代化水平"的 20 个指标的综合指数得分比，中国还未达到 16 个高收入国家健康现代化的水平。第一节分析了 9 个指标进入高收入国家，这里选 6 个指标与高收入国家中处于中间水平的国家作比较分析。

一　政府卫生支出占卫生总费用比例

中国的政府卫生支出占卫生总费用比例与高收入国家中健康现代化水平处于中间水平的 5 个国家的比较如下。（见图 9 - 1）

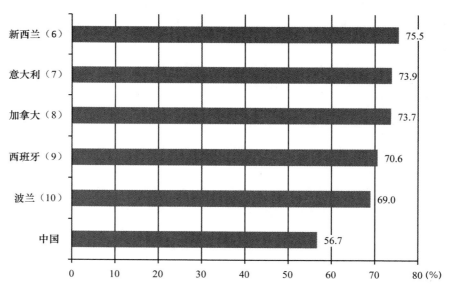

图 9 - 1　中国的政府卫生支出占卫生总费用比例与
中间水平的高收入国家的比较

中国的政府卫生支出占卫生总费用比例为 56.7%，比排在第六位的新西兰低 18.8 个百分点，比排在第十位的波兰低 12.3 个百分点。

二　社会医保支出占政府卫生支出比例

中国的社会医保支出占政府卫生支出比例与高收入国家中健康现代化水平处于中间水平国家的比较如下。（见图9－2）

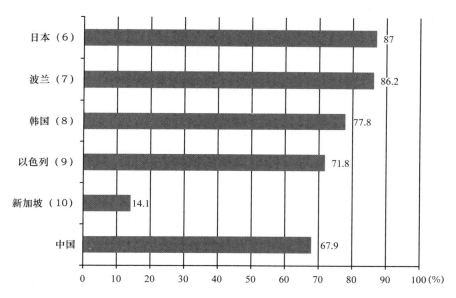

图9－2　中国的社会医保支出占政府卫生支出比例
与中间水平的高收入国家的比较

中国的社会医保支出占政府卫生支出比例为67.9%，比排在第六位的日本低19.1个百分点，比排在第十位的新加坡高53.8个百分点。

三　每千人口医生数

中国的每千人口医生数与高收入国家中健康现代化水平处于中间水平国家的比较如下。（见图9－3）

中国的每千人口医生数为2.0人，比排在第六位的荷兰少1.6人，比排在第十位的英国少0.8人。

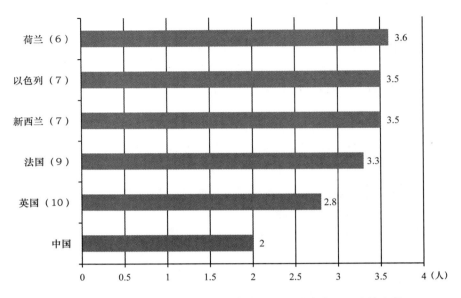

图9-3　中国的每千人口医生数与中间水平的高收入国家的比较

四　平均受教育年限

中国的平均受教育年限与高收入国家中健康现代化水平处于中间水平国家的比较如下。（见图9-4）

中国的平均受教育年限为8.1年，比排在第六位的日本少4.8年，比排在第十位的波兰少4.4年。

五　居民收入分配（基尼系数）

中国的居民收入分配（基尼系数）与高收入国家中健康现代化水平处于中间水平国家的比较如下。（见图9-5）

中国的居民收入分配（基尼系数）为0.39，比排在第七位的加拿大和日本高0.06，比排在第十位的英国和西班牙高0.04。

六　人口出生时预期寿命

中国的人口出生时预期寿命与高收入国家中健康现代化水平处于中间水平国家的比较如下。（见图9-6）

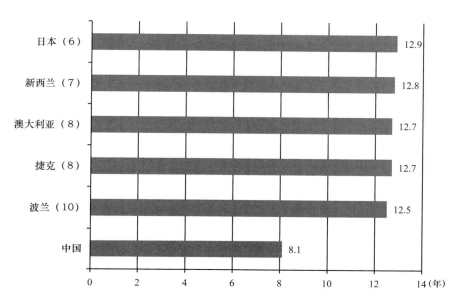

图9-4　中国的平均受教育年限与中间水平的高收入国家的比较

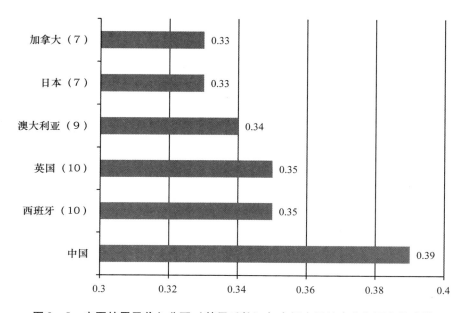

图9-5　中国的居民收入分配（基尼系数）与中间水平的高收入国家的比较

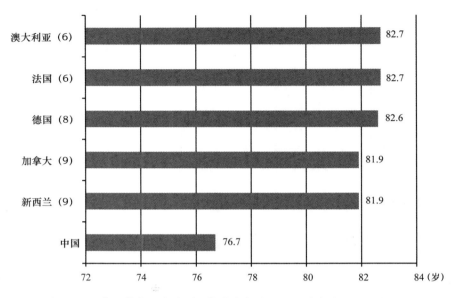

图 9 - 6   中国的人口出生时预期寿命与中间水平的高收入国家的比较

中国的人口出生时预期寿命为 76.7 岁，比排在第六位的澳大利亚和法国少 6 岁，比排在第九位的加拿大和新西兰少 5.2 岁。

由中国和以上 6 个高收入国家中处于中间水平国家的比较可见，中国只有"社会医保支出占政府卫生支出比例"高出新加坡 53.8 个百分点，其余指标均处于最后一位。

其中"政府卫生支出占卫生总费用比例"比排在第十位的波兰低 12.3 个百分点；

"每千人口医生数"比排在第十位的英国少 0.8 人；

"平均受教育年限"比排在第十位的波兰少 4.4 年；

"居民收入分配"（基尼系数）比排在第十位的英国和西班牙高 0.04；

"人口出生时预期寿命"比排在第九位的加拿大和新西兰少 5.2 岁。

第三节   中国与高收入国家中处于高水平国家的比较

这里将中国与 16 个高收入国家中处于高水平的 5 个国家作比较，可发现中国健康现代化的差距。

一　政府卫生支出占卫生总费用比例

中国的政府卫生支出占卫生总费用比例与高收入国家中健康现代化水平处于高水平国家的比较如下。（见图9－7）

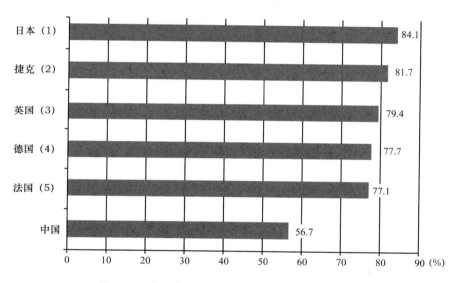

图9－7　中国的政府卫生支出占卫生总费用比例与高水平的高收入国家的比较

中国的政府卫生支出占卫生总费用比例为56.7%，比排在第一位的日本低27.4个百分点，比排在第五位的法国低20.4个百分点。

二　每千人口医生数

中国的每千人口医生数与高收入国家中健康现代化水平处于高水平国家的比较如下。（见图9－8）

中国的每千人口医生数为2.0人，比排在第一位的德国少2.2人，比排在第五位的澳大利亚少1.7人。

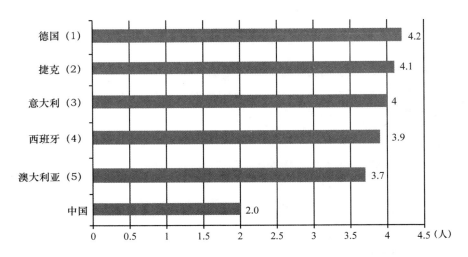

图9-8　中国的每千人口医生数与高水平的高收入国家的比较

三　平均受教育年限

中国的平均受教育年限与高收入国家中健康现代化水平处于高水平国家的比较如下。（见图9-9）

中国的平均受教育年限为8.1年，比排在第一位的德国少6.1年，比排在第五位的以色列少4.9年。

四　居民收入分配（基尼系数）

中国的居民收入分配（基尼系数）与高收入国家中健康现代化水平处于高水平国家的比较如下。（见图9-10）

中国的居民收入分配（基尼系数）为0.39，比排在第一位的捷克高0.14，比排在第四位的德国、法国和韩国高0.07。

五　卫生厕所普及率

中国的卫生厕所普及率与高收入国家中健康现代化水平处于高水平国家的比较如下。（见图9-11）

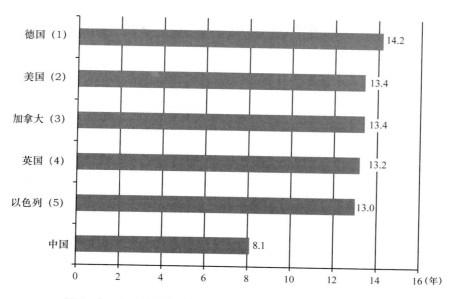

图 9-9　中国的平均受教育年限与高水平的高收入国家的比较

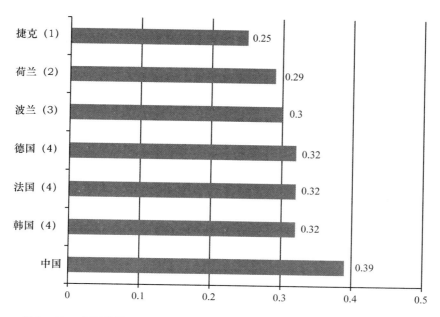

图 9-10　中国的居民收入分配（基尼系数）与高水平的高收入国家的比较

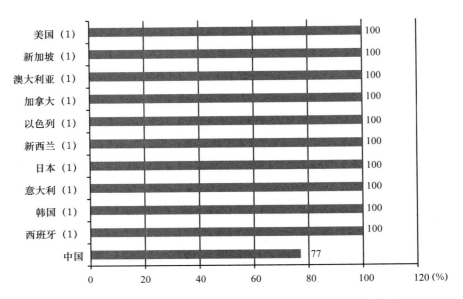

图 9-11　中国的卫生厕所普及率与高水平的高收入国家的比较

　　中国的卫生厕所普及率为 77%，比排在第一位的美国、新加坡、澳大利亚、加拿大、以色列、新西兰、日本、意大利、韩国和西班牙低 23 个百分点。

六　人口出生时预期寿命

　　中国的人口出生时预期寿命与高收入国家中健康现代化水平处于高水平国家的比较如下。（见图 9-12）

　　中国的人口出生时预期寿命为 76.7 岁，比排在第一位的日本少 7.5 岁，比排在第五位的以色列少 6.1 岁。

　　由中国和以上 6 个高收入国家中处于高水平国家的比较可见，中国的所有指标均处于最后一位。

　　其中"政府卫生支出占卫生总费用比例"比排在第五位的法国低 20.4 个百分点；

　　"每千人口医生数"比排在第五位的澳大利亚少 1.7 人；

　　"平均受教育年限"比排在第五位的以色列少 4.9 年；

　　"居民收入分配（基尼系数）"比排在第四位的德国、法国和韩国

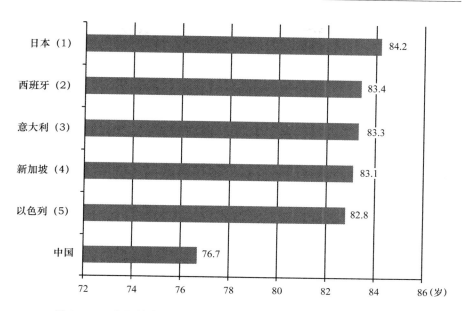

图 9 – 12　中国的人口出生时预期寿命与高水平的高收入国家的比较

高 0.07；

　　"卫生厕所普及率"比所有高水平国家低 23 个百分点；

　　"人口出生时预期寿命"比排在第五位的以色列少 6.1 岁。

　　对中国和 6 个高收入国家中处于高水平国家健康现代化的比较，是为了更精准地发现差距，以便采取更有力的措施，不断提高中国的健康现代化水平。

附录一　2021 年 31 个省区市健康中国指数原始数据

附表 1－1　　　　　　　　　　健康资源

地区 \ 健康资源	1. 每万人口医疗卫生机构数（个）	2. 每万人口医疗卫生机构床位数（张）	3. 每万人口基层医疗卫生机构人员数（人）	4. 人均基层医疗卫生机构诊疗人次（人次/万人）	5. 每万人口中医类医疗卫生机构数（个）	6. 政府卫生支出占卫生总费用的比重（%）	7. 每万人口中医类卫生机构床位数（张）
北京	4.80	59.32	38.80	3.96	0.48	23.19	12.52
天津	3.82	43.70	22.52	3.09	0.27	24.34	7.16
河北	11.15	56.65	29.07	3.33	0.53	26.24	8.44
山西	11.31	58.58	29.62	1.64	0.85	29.90	8.05
内蒙古	9.67	63.42	29.84	1.85	1.17	29.98	14.59
辽宁	7.87	72.12	23.47	2.05	0.59	20.65	8.77
吉林	8.25	63.30	28.24	1.86	0.75	27.17	8.78
黑龙江	5.43	70.00	21.42	1.10	0.46	21.92	9.35
上海	2.31	60.32	27.52	4.36	0.17	22.07	5.41
江苏	4.31	63.94	33.85	3.97	0.30	21.54	8.28
浙江	5.83	59.86	32.08	6.12	0.57	20.53	9.38
安徽	4.15	54.57	23.15	3.07	0.22	31.76	7.59
福建	6.99	50.90	29.60	3.25	0.46	28.86	6.69
江西	7.94	57.25	25.24	3.09	0.30	40.09	8.20
山东	8.30	62.53	34.68	3.94	0.50	22.15	9.19
河南	7.34	66.41	30.40	3.77	0.19	30.18	10.21
湖北	5.99	68.04	29.97	3.17	0.28	25.10	9.94
湖南	8.27	73.19	30.06	2.18	0.38	28.11	10.84
广东	4.68	47.32	25.30	3.80	0.42	27.62	6.19

续表

地区\健康资源	1. 每万人口医疗卫生机构数（个）	2. 每万人口医疗卫生机构床位数（张）	3. 每万人口基层医疗卫生机构人员数（人）	4. 人均基层医疗卫生机构诊疗人次（人次/万人）	5. 每万人口中医类医疗卫生机构数（个）	6. 政府卫生支出占卫生总费用的比重（%）	7. 每万人口中医类卫生机构床位数（张）
广西	6.79	55.92	31.99	2.58	0.39	34.31	9.54
海南	5.73	52.66	28.45	2.90	0.34	36.67	6.59
重庆	6.74	74.20	31.00	2.85	0.98	27.70	14.13
四川	10.00	75.43	33.16	3.77	0.84	27.47	12.29
贵州	7.87	73.14	32.48	2.57	0.35	40.24	10.89
云南	5.27	64.20	29.17	3.09	0.36	35.28	9.58
西藏	19.77	48.61	56.52	2.74	0.52	66.30	8.34
陕西	9.13	68.58	33.46	2.64	0.53	26.58	10.58
甘肃	10.09	68.44	27.82	2.52	0.61	36.50	16.36
青海	10.71	68.16	32.33	2.01	0.66	45.97	12.15
宁夏	6.33	58.95	25.90	2.73	0.50	31.55	10.73
新疆	7.28	73.89	26.30	2.14	0.47	28.46	11.78

附表 1 - 2　　　　　　　　　健康服务

地区\健康服务	8. 卫生健康支出占GDP比重（%）	9. 人均卫生费用（元）	10. 每万人口全科医生数（人）	11. 每万人口医疗卫生机构健康检查人数（人）	12. 公立和民营医院病床使用率（%）	13. 每万人口家庭卫生服务人次数（人次）	14. 每万人口公众健康教育活动（次）
北京	1.51	11609.06	4.3	4504.88	82.6	276.07	0.10
天津	1.40	5698.41	2.92	3507.40	79.8	389.60	0.27
河北	1.98	3561.06	2.42	2065.29	81.3	213.28	0.36
山西	2.15	3282.00	1.75	2323.80	76.6	335.10	0.31
内蒙古	1.87	4272.88	2.28	2202.26	71.4	307.75	2.53
辽宁	1.46	3966.09	2.49	2321.35	73.8	214.51	0.62
吉林	2.40	4072.93	2.8	1852.96	76.2	384.39	0.48
黑龙江	2.31	3728.40	1.76	1722.40	74.5	193.24	0.47
上海	1.29	9495.89	4.09	4202.61	96.2	315.31	0.20
江苏	0.91	5012.01	5.9	4164.29	85.7	558.02	0.32

健康服务 地区	8. 卫生健康支出占GDP比重（%）	9. 人均卫生费用（元）	10. 每万人口全科医生数（人）	11. 每万人口医疗卫生机构健康检查人数（人）	12. 公立和民营医院病床使用率（%）	13. 每万人口家庭卫生服务人次数（人次）	14. 每万人口公众健康教育活动（次）
浙江	1.18	5433.29	4.68	5255.52	88.4	365.39	0.49
安徽	1.85	3159.72	2.37	2607.22	83.1	1312.80	0.25
福建	1.10	3941.89	2.3	2735.38	82.8	265.05	0.34
江西	2.55	3170.63	1.44	3004.06	84.8	217.53	0.64
山东	1.28	4121.35	2.09	2994.92	80.7	398.63	0.33
河南	1.82	3227.66	2.36	2878.18	88.1	280.53	0.56
湖北	1.31	3951.21	2.17	2766.80	92.3	374.44	0.46
湖南	1.66	3601.22	2.42	2288.96	83.7	338.58	0.56
广东	1.47	4581.96	2.77	4515.94	82.2	549.96	0.31
广西	2.66	3278.54	2.15	3041.60	90.0	292.03	0.18
海南	3.20	4307.91	2.07	2361.53	78.4	121.96	0.41
重庆	1.62	4430.65	2.6	2915.60	82.2	232.40	0.21
四川	2.02	3900.12	2.13	3743.36	89.4	1015.77	0.62
贵州	3.19	3325.52	1.78	2280.12	81.5	230.39	0.62
云南	2.62	3425.52	1.81	2329.20	83.8	383.13	0.38
西藏	7.25	4881.82	1.83	5097.73	64.8	2895.12	1.72
陕西	1.81	4508.42	1.37	2935.23	81.7	84.44	1.18
甘肃	3.74	3303.72	2.26	2800.33	82.3	317.58	2.03
青海	5.00	5107.20	2.49	2702.51	74.1	798.52	3.01
宁夏	2.84	4992.64	2.16	3590.81	81.1	674.68	0.65
新疆	2.22	4843.23	2.17	6573.84	87.9	581.84	0.55

附表 1 – 3　　　　　　　　　　　　　健康保障

地区 ＼ 健康保障	15. 失业保险参保人数占总人口的比重（％）	16. 参加工伤保险人数占总人口的比重（％）	17. 基本医疗保险参保人数占总人口的比重（％）	18. 城镇职工基本养老保险参保人数占总人口的比重（％）	19. 城镇登记失业率（％）
北京	60. 11	57. 67	96. 69	81. 16	1. 3
天津	21. 48	25. 62	72. 79	44. 53	3. 5
河北	7. 30	12. 53	91. 38	21. 79	3. 1
山西	11. 90	16. 74	87. 59	23. 37	2. 7
内蒙古	10. 53	13. 31	85. 76	30. 06	3. 7
辽宁	15. 35	18. 77	89. 49	46. 56	4. 2
吉林	10. 17	16. 57	94. 69	32. 78	3. 1
黑龙江	8. 64	12. 37	75. 64	36. 39	3. 5
上海	40. 56	44. 65	77. 80	65. 47	3. 6
江苏	22. 23	24. 99	97. 26	42. 35	3. 0
浙江	26. 70	38. 59	93. 36	51. 82	2. 5
安徽	8. 15	10. 04	105. 74	19. 12	2. 6
福建	15. 37	22. 43	95. 35	28. 63	3. 5
江西	6. 21	11. 56	102. 49	23. 51	2. 9
山东	13. 57	16. 99	95. 03	28. 48	3. 3
河南	8. 69	10. 02	106. 74	22. 13	3. 2
湖北	10. 45	12. 11	93. 85	28. 43	2. 4
湖南	8. 77	11. 67	97. 08	22. 52	2. 7
广东	30. 37	33. 12	93. 60	40. 22	2. 3
广西	7. 32	8. 92	104. 98	17. 53	2. 6
海南	18. 90	16. 89	97. 42	29. 74	2. 3
重庆	16. 49	21. 18	104. 74	36. 10	2. 6
四川	11. 39	14. 05	102. 89	32. 24	3. 3
贵州	7. 62	11. 28	115. 56	18. 70	3. 1
云南	5. 95	9. 03	93. 32	13. 38	3. 3
西藏	7. 21	10. 48	98. 89	13. 73	2. 9
陕西	11. 00	14. 90	102. 19	27. 88	3. 2
甘肃	6. 54	9. 22	97. 20	17. 73	3. 0
青海	7. 20	12. 17	91. 76	25. 13	2. 2
宁夏	14. 01	17. 21	91. 18	32. 60	3. 7
新疆	13. 96	16. 26	90. 89	29. 50	2. 1

附表 1－4   健康环境

地区 ＼ 健康环境	20. 每万人拥有公共汽电车辆（标台）	21. 建成区绿化覆盖率（%）	22. 城市污水日处理能力（万立方米）	23. 生活垃圾无害化处理率（%）	24. 人均废气中污染物排放量（吨）
北京	17.41	48.5	703.6	100.0	0.01
天津	10.93	37.5	318.9	100.0	0.01
河北	13.18	42.3	663.9	99.4	0.03
山西	11.30	42.3	301.3	100.0	0.06
内蒙古	11.53	40.5	243.9	99.8	0.11
辽宁	12.14	40.8	941.3	99.4	0.05
吉林	10.22	39.2	419.6	90.2	0.04
黑龙江	14.81	36.4	427.5	95.5	0.05
上海	9.29	36.8	834.3	100.0	0.01
江苏	15.52	43.4	1942.1	100.0	0.03
浙江	16.42	41.5	1185.1	100.0	0.02
安徽	13.23	42.7	704.7	100.0	0.03
福建	14.85	44.4	440.3	99.9	0.03
江西	9.63	45.5	332.8	100.0	0.03
山东	16.08	41.8	1279.9	99.9	0.03
河南	12.29	41.0	849.3	99.7	0.02
湖北	10.82	38.9	809.4	100.0	0.02
湖南	17.94	41.2	691.8	100.0	0.02
广东	11.93	43.3	2453.1	100.0	0.01
广西	10.10	40.8	723.2	100.0	0.02
海南	13.38	41.7	117.3	100.0	0.01
重庆	10.10	41.8	394.1	88.8	0.02
四川	13.25	41.8	755.8	99.8	0.02
贵州	11.16	39.4	280.1	96.6	0.04
云南	12.97	39.7	299.0	99.8	0.03
西藏	7.62	37.6	29.9	98.3	0.05
陕西	14.73	39.3	397.2	99.7	0.03
甘肃	13.29	36.0	160.4	100.0	0.04
青海	14.09	35.2	60.7	96.3	0.06
宁夏	12.85	41.3	108.6	99.9	0.10
新疆	13.39	39.9	302.1	96.3	0.07

附表 1－5　　　　　　　　　　　健康水平

健康水平　　　地区	25. 预期寿命（岁）（2010 年）	26. 孕产妇死亡率（1/10 万）	27. 死亡率（‰）	28. 新冠肺炎感染率（%）	29. 新冠肺炎治愈率（%）	30. 新冠肺炎死亡率（%）
北京	80.18	2.9	5.49	0.0050	98.07	0.83
天津	78.89	5.1	5.30	0.0027	94.99	0.72
河北	74.97	8.4	6.12	0.0017	99.47	0.53
山西	74.92	12.5	5.85	0.0007	100.00	0.00
内蒙古	74.44	12.7	5.66	0.0016	98.01	0.25
辽宁	76.38	14.9	7.25	0.0010	97.93	0.46
吉林	76.18	12.5	6.90	0.0021	99.48	0.52
黑龙江	75.98	18.4	6.74	0.0043	99.19	0.81
上海	80.26	3.1	5.50	0.0094	97.21	0.31
江苏	76.63	7.3	7.04	0.0011	81.67	0.00
浙江	77.73	4.1	5.52	0.0024	98.56	0.07
安徽	75.08	11.3	6.04	0.0016	99.40	0.60
福建	75.76	8.1	6.10	0.0018	94.09	0.14
江西	74.33	7.4	6.03	0.0020	99.89	0.11
山东	76.46	8.2	7.50	0.0009	99.10	0.79
河南	74.57	9.2	6.84	0.0014	97.14	1.65
湖北	74.87	7.1	7.08	0.1151	93.35	6.62
湖南	74.70	9.5	7.28	0.0015	98.32	0.37
广东	76.49	7.3	4.46	0.0025	97.35	0.28
广西	75.11	11.5	6.14	0.0006	98.56	0.72
海南	76.30	9.6	6.11	0.0020	96.28	3.19
重庆	75.70	10.7	7.57	0.0019	98.67	1.00
四川	74.75	10.9	7.09	0.0014	96.33	0.26
贵州	71.10	16.5	6.95	0.0004	98.64	1.36
云南	69.54	14.5	6.20	0.0016	54.62	0.26
西藏	68.17	63.7	4.46	0.0000	100.00	0.00
陕西	74.68	9.8	6.28	0.0017	95.73	0.46
甘肃	72.23	12.9	6.75	0.0008	96.98	1.01
青海	69.96	28.4	6.08	0.0003	100.00	0.00
宁夏	73.38	17.6	5.69	0.0011	100.00	0.00
新疆	72.35	18.9	4.45	0.0039	99.69	0.31

注：新冠肺炎累计确诊病率（人）、新冠肺炎累计治愈病率（人）、新冠肺炎累计死亡人数（人）采集自国家卫健委、各省区市卫健委、各省区市政府公开数据，截至 2021 年 7 月 28 日。

附录二　2021 年健康中国指数计算结果

附表 2－1　　　　　　　　2021 年健康中国指数得分和排名

排名	省区市	2021 年健康中国指数各维度的百分制得分					2021 年健康中国指数百分制得分
		健康资源	健康服务	健康保障	健康环境	健康水平	
1	北京	82.03	91.48	93.74	91.79	92.41	91.45
2	上海	77.78	93.76	83.78	85.74	92.54	87.72
3	浙江	89.16	90.15	79.50	89.87	91.69	87.12
4	江苏	79.56	90.38	73.93	91.25	89.82	84.38
5	重庆	82.77	81.60	81.72	83.51	89.15	83.55
6	广东	75.63	83.29	77.69	91.63	90.49	83.54
7	天津	70.74	82.83	73.58	85.53	91.51	80.99
8	四川	86.71	83.51	67.27	88.13	89.06	80.76
9	新疆	77.25	85.89	69.49	84.19	86.96	80.07
10	山东	81.75	79.84	67.76	89.70	90.08	79.93
11	福建	75.49	80.68	69.11	88.94	89.89	79.77
12	海南	74.47	78.62	70.46	87.32	87.89	78.92
13	河南	82.02	82.28	64.12	87.72	88.19	78.80
14	辽宁	74.07	77.40	70.3	86.76	89.45	78.75
15	湖南	77.11	80.64	65.31	89.36	89.22	78.71
16	宁夏	76.83	81.35	68.05	84.10	88.03	78.66
17	陕西	78.87	79.04	66.77	86.79	88.98	78.49
18	河北	79.17	79.55	64.46	87.69	89.47	78.19
19	广西	75.61	82.72	63.6	86.79	89.06	78.15
20	江西	78.12	79.29	64.59	87.12	89.56	77.99
21	安徽	74.15	80.24	64.34	88.06	89.16	77.82
22	吉林	73.42	78.69	67.93	82.44	89.62	77.68

续表

排名	省区市	2021 年健康中国指数各维度的百分制得分					2021 年健康中国指数百分制得分
		健康资源	健康服务	健康保障	健康环境	健康水平	
23	湖北	78.54	83.88	67.22	86.57	78.45	77.67
24	山西	73.11	76.35	67.31	85.61	89.46	77.33
25	甘肃	82.96	80.05	62.92	84.54	86.97	77.26
26	青海	80.53	78.95	66.23	82.69	84.88	77.04
27	内蒙古	78.72	76.27	65.95	83.30	88.84	76.99
28	贵州	80.51	78.32	63.71	84.29	85.77	76.54
29	黑龙江	68.09	75.44	66.67	84.16	88.51	76.00
30	云南	78.70	79.35	61.48	86.19	83.16	75.71
31	西藏	85.43	75.85	62.81	82.13	79.57	74.58
全国平均值		78.49	81.66	69.41	86.62	88.37	79.75

附表 2－2　　　　　　　2021 年健康资源指数得分的排名

排名	省区市	2021 年健康资源指数得分	2021 年健康资源指数百分制得分
1	浙江	62.02798151	89.16
2	四川	58.66335662	86.71
3	西藏	56.93625275	85.43
4	甘肃	53.69980469	82.96
5	重庆	53.44944920	82.77
6	北京	52.49563040	82.03
7	河南	52.48285889	82.02
8	山东	52.14089640	81.75
9	青海	50.59978566	80.53
10	贵州	50.57385365	80.51
11	江苏	49.38145798	79.56
12	河北	48.89964656	79.17
13	陕西	48.52643420	78.87
14	内蒙古	48.34467127	78.72
15	云南	48.32878956	78.70
16	湖北	48.13005179	78.54
17	江西	47.61702439	78.12
18	上海	47.19570382	77.78

续表

排名	省区市	2021 年健康资源指数得分	2021 年健康资源指数百分制得分
19	新疆	46.56427296	77.25
20	湖南	46.39425961	77.11
21	宁夏	46.05331612	76.83
22	广东	44.63186555	75.63
23	广西	44.60685721	75.61
24	福建	44.46328962	75.49
25	海南	43.26287922	74.47
26	安徽	42.90170064	74.15
27	辽宁	42.79941074	74.07
28	吉林	42.05367808	73.42
29	山西	41.70076134	73.11
30	天津	39.04108817	70.74
31	黑龙江	36.17236840	68.09
	全国平均值	48.06901281	78.49
	百分标准值	78.01938741	100

附表 2 - 3　　　　　2021 年健康服务指数得分和排名

排名	省区市	2021 年健康服务指数得分	2021 年健康服务指数百分制得分
1	上海	10.76499198	93.76
2	北京	10.24725881	91.48
3	江苏	10.00320933	90.38
4	浙江	9.950867310	90.15
5	新疆	9.033118121	85.89
6	湖北	8.615421888	83.88
7	四川	8.540275783	83.51
8	广东	8.494154407	83.29
9	天津	8.400543650	82.83
10	广西	8.379270187	82.72
11	河南	8.290587466	82.28
12	重庆	8.153035955	81.60
13	宁夏	8.103047333	81.35
14	福建	7.970399146	80.68
15	湖南	7.963980889	80.64

续表

排名	省区市	2021 年健康服务指数得分	2021 年健康服务指数百分制得分
16	安徽	7.884556258	80.24
17	甘肃	7.847888906	80.05
18	山东	7.805147930	79.84
19	河北	7.748433293	79.55
20	云南	7.710127249	79.35
21	江西	7.699480349	79.29
22	陕西	7.649385340	79.04
23	青海	7.632109886	78.95
24	吉林	7.582381710	78.69
25	海南	7.568914510	78.62
26	贵州	7.510881151	78.32
27	辽宁	7.336754621	77.40
28	山西	7.138470081	76.35
29	内蒙古	7.124011064	76.27
30	西藏	7.045286232	75.85
31	黑龙江	6.969301004	75.44
	全国平均值	8.166557802	81.66
	百分标准值	12.24553175	100

附表 2 - 4　　　　　2021 年健康保障指数得分和排名

排名	省区市	2021 年健康保障指数得分	2021 年健康保障指数百分制得分
1	北京	14.52834998	93.74
2	上海	11.60389754	83.78
3	浙江	10.44994585	79.50
4	广东	9.979863044	77.69
5	江苏	9.035755395	73.93
6	天津	8.951597560	73.58
7	重庆	8.453121700	71.50
8	海南	8.207304949	70.46
9	辽宁	8.169933695	70.30
10	新疆	7.984559441	69.49
11	福建	7.897127010	69.11
12	宁夏	7.655305261	68.05

续表

排名	省区市	2021 年健康保障指数得分	2021 年健康保障指数百分制得分
13	吉林	7.628411880	67.93
14	山东	7.591895875	67.76
15	山西	7.489704643	67.31
16	四川	7.481470586	67.27
17	湖北	7.471268219	67.22
18	陕西	7.371332820	66.77
19	黑龙江	7.349494707	66.67
20	青海	7.252457670	66.23
21	内蒙古	7.191096609	65.95
22	湖南	7.051633625	65.31
23	江西	6.896913855	64.59
24	河北	6.869505829	64.46
25	安徽	6.844127297	64.34
26	河南	6.797248167	64.12
27	贵州	6.711649197	63.71
28	广西	6.686839403	63.60
29	甘肃	6.545223538	62.92
30	西藏	6.522209461	62.81
31	云南	6.248330617	61.48
	全国平均值	7.965083078	69.41
	百分标准值	16.53311919	100

附表 2－5　　　　2021 年健康环境指数得分和排名

排名	省区市	2021 年健康环境指数得分	2021 年健康环境指数百分制得分
1	北京	25.96019302	91.79
2	广东	25.86745886	91.63
3	江苏	25.65465006	91.25
4	浙江	24.88633354	89.87
5	山东	24.79297408	89.70
6	湖南	24.60060859	89.36
7	福建	24.37465093	88.94
8	四川	23.93146872	88.13
9	安徽	23.89305163	88.06

排名	省区市	2021年健康环境指数得分	2021年健康环境指数百分制得分
10	河南	23.70641825	87.72
11	河北	23.68992899	87.69
12	海南	23.49065999	87.32
13	江西	23.38486067	87.12
14	陕西	23.20903205	86.79
15	广西	23.20846988	86.79
16	辽宁	23.19161573	86.76
17	湖北	23.08868007	86.57
18	云南	22.88993307	86.19
19	上海	22.65205063	85.74
20	山西	22.57978132	85.61
21	天津	22.53894381	85.53
22	甘肃	22.02133157	84.54
23	贵州	21.89083832	84.29
24	新疆	21.83858634	84.19
25	黑龙江	21.82521929	84.16
26	宁夏	21.79274798	84.10
27	重庆	21.48709157	83.51
28	内蒙古	21.37932748	83.3
29	青海	21.06664388	82.69
30	吉林	20.93988622	82.44
31	西藏	20.78371200	82.13
	全国平均值	23.11668222	86.62
	百分标准值	30.81085463	100

附表2-6　　2021年健康水平指数得分和排名

排名	省区市	2021年健康水平指数得分	2021年健康水平指数百分制得分
1	上海	20.19791091	92.54
2	北京	20.14123470	92.41
3	浙江	19.82713597	91.69
4	天津	19.74971032	91.51
5	广东	19.31029880	90.49
6	山东	19.13505986	90.08

续表

排名	省区市	2021 年健康水平指数得分	2021 年健康水平指数百分制得分
7	福建	19.05771617	89.89
8	江苏	19.02593429	89.82
9	吉林	18.94329848	89.62
10	江西	18.91738087	89.56
11	河北	18.87975516	89.47
12	山西	18.87489083	89.46
13	辽宁	18.87164915	89.45
14	湖南	18.77351159	89.22
15	安徽	18.74631414	89.16
16	重庆	18.74521058	89.15
17	四川	18.70704580	89.06
18	广西	18.70461420	89.06
19	陕西	18.67229769	88.98
20	内蒙古	18.61282027	88.84
21	黑龙江	18.47606973	88.51
22	河南	18.34093010	88.19
23	宁夏	18.27505682	88.03
24	海南	18.21580842	87.89
25	甘肃	17.83948118	86.97
26	新疆	17.83500075	86.96
27	贵州	17.34919924	85.77
28	青海	16.99206517	84.88
29	云南	16.31006349	83.16
30	西藏	14.93094594	79.57
31	湖北	14.51559815	78.45
	全国平均值	18.41851642	88.37
	百分标准值	23.58379456	100

附录三　中国与高收入国家、中等偏上收入国家现代化指数原始数据

一　高收入国家

附表 3 - 1　　　　　　　　　　　健康资源

国家	1. 政府卫生支出占卫生总费用比例（％）	2. 社会医保支出占政府卫生支出比例（％）	3. 享有基本卫生服务的人口占总人口比重（％）	4. 每千人口医生数（人）	5. 每千人口病床数（张）
美国	50.2	87.3	100	2.6	2.9
新加坡	48.2	14.1	100	2.3	2.4
澳大利亚	68.9	—	100	3.7	3.8
荷兰	64.4	91.2	97.7	3.6	4.7
德国	77.7	88.8	99.2	4.2	8.3
加拿大	73.7	1.9	99.3	2.6	2.7
以色列	63.6	71.8	100	3.5	3.1
新西兰	75.5	10.4	100	3.5	2.8
法国	77.1	95.1	98.7	3.3	6.5
英国	79.4	—	99.1	2.8	2.8
日本	84.1	87.0	99.9	2.4	13.4
意大利	73.9	0.4	98.8	4.0	3.4
韩国	57.4	77.8	100	2.4	11.5
西班牙	70.6	6.6	99.9	3.9	3.0
捷克	81.7	92.7	99.1	4.1	6.5
波兰	69.0	86.2	98.8	2.4	6.5

附表 3－2　　　　　　　　　　　　健康保障

国家	6. 高等教育粗入学率（%）	7. 平均受教育年限（年）	8. 劳动参与率（%）	9. 居民收入分配（基尼系数）（%）	10. 失业率（%）
美国	88.3	13.4	72.6	0.41	3.7
新加坡	88.9	11.6	77.5	0.42	4.1
澳大利亚	107.8	12.7	78.1	0.34	5.3
荷兰	87.1	12.4	80.4	0.29	3.2
德国	70.3	14.2	78.6	0.32	3.0
加拿大	70.1	13.4	78.6	0.33	5.7
以色列	61.5	13.0	72.5	0.39	3.9
新西兰	83.0	12.8	81.2	0.36	4.1
法国	67.6	11.5	72.1	0.32	8.4
英国	61.4	13.2	77.8	0.35	3.9
日本	63.6	12.9	79.2	0.33	2.3
意大利	64.3	10.4	65.7	0.36	9.9
韩国	95.9	12.2	69.4	0.32	3.7
西班牙	91.1	10.3	74.0	0.35	14.0
捷克	63.8	12.7	76.9	0.25	1.9
波兰	68.6	12.5	70.6	0.3	3.5

附表 3－3　　　　　　　　　　　　健康环境

国家	11. 陆地保护区面积占陆地面积比重（%）	12. 森林覆盖率（%）	13. 人均二氧化碳排放量（吨）	14. 空气中不足2.5微米的颗粒物含量（微克/立方米）	15. 卫生厕所普及率（%）
美国	13.0	33.9	15.5	7.4	100
新加坡	5.6	23.1	6.7	19.1	100
澳大利亚	19.3	16.3	15.5	8.6	100
荷兰	11.2	11.2	10.0	12.0	98.0
德国	37.8	32.7	8.8	12.0	99.0
加拿大	9.7	38.2	15.1	6.4	100
以色列	20.0	7.7	7.6	21.4	100
新西兰	32.6	38.6	7.3	6.0	100

续表

国家	11. 陆地保护区面积占陆地面积比重（%）	12. 森林覆盖率（%）	13. 人均二氧化碳排放量（吨）	14. 空气中不足 2.5 微米的颗粒物含量（微克/立方米）	15. 卫生厕所普及率（%）
法国	25.8	31.2	8.8	11.8	99.0
英国	28.7	13.1	5.8	10.5	99.0
日本	29.4	68.5	8.9	11.7	100
意大利	21.5	31.8	5.3	16.8	100
韩国	11.7	63.4	12.1	25.0	100
西班牙	28.1	36.9	5.3	9.7	100
捷克	22.2	34.6	9.7	16.1	99.0
波兰	39.7	30.9	7.9	20.9	97.0

附表 3－4　　　　　　　　健康水平

国家	16. 人口出生时预期寿命（岁）	17. 新生儿死亡率（%）	18. 孕产妇死亡率（1/100000）	19. 非传染性病死亡率（每 10 万人）	20. 新冠肺炎死亡人数在人口中的百分比（%）
美国	78.5	3.5	19	407.9	0.183393359
新加坡	83.1	1.1	8	234.8	0.000633156
澳大利亚	82.7	2.3	6	278.5	0.003562107
荷兰	81.8	2.1	5	319.9	0.101960084
德国	80.9	2.2	7	329.3	0.109821508
加拿大	81.9	3.4	10	301.3	0.069737756
以色列	82.8	1.9	3	285.3	0.070034393
新西兰	81.9	3.5	9	308.9	0.000511378
法国	82.7	2.5	8	290.1	0.164017518
英国	81.3	2.6	7	329.9	0.191657277
日本	84.2	0.9	5	235.4	0.011983055
意大利	83.3	2.0	2	289.1	0.214736123
韩国	82.6	1.5	11	237.1	0.003978326
西班牙	83.4	1.7	4	282.1	0.171405098
捷克	79.0	1.8	3	416.8	0.283599355
波兰	77.6	2.7	2	441.6	0.19820925

二　中等偏上收入国家

附表 3 - 5　　　　　　　　　　　　健康资源

国家	1. 政府卫生支出占卫生总费用比率（%）	2. 社会医保支出占政府卫生支出比率（%）	3. 享有基本卫生服务的人口占总人口比重（%）	4. 每千人口医生数（人）	5. 每千人口病床数（张）
俄罗斯	57.1	38.9	90.5	4	8.2
阿根廷	72.4	52.8	88.3	4	5
马来西亚	50.6	0.9	99.6	1.5	1.9
中国	56.7	67.9	84.8	2	6.46
土耳其	77.7	64.1	97.3	1.8	2.7
墨西哥	51.5	55.1	91.2	2.4	1.5
巴西	41.9	—	88.3	2.2	2.2
哈萨克斯坦	62.1	—	97.9	4	6.7
泰国	76.1	9.2	98.8	0.8	2.1
印度尼西亚	48.4	17.6	73.1	0.4	1.2

附表 3 - 6　　　　　　　　　　　　健康保障

国家	6. 高等教育粗入学率（%）	7. 平均受教育年限（年）	8. 劳动参与率（%）	9. 居民收入分配（基尼系数）（%）	10. 失业率（%）
俄罗斯	84.6	12.2	74.4	0.38	4.5
阿根廷	90.0	10.9	69.2	0.41	9.8
马来西亚	45.1	10.4	68.2	0.41	3.4
中国	50.6	8.1	75.6	0.39	3.6
土耳其	113.2	8.1	58.2	0.42	13.5
墨西哥	41.5	8.8	64.4	0.45	3.5
巴西	51.3	9.7	70.4	0.54	12.8
哈萨克斯坦	54.0	11.9	76.6	0.28	4.6
泰国	49.3	7.9	74.7	0.36	0.7
印度尼西亚	36.3	8.2	69.8	0.38	3.6

附表 3 - 7　　　　　　　　　　　健康环境

国家	11. 陆地保护区面积占陆地面积比重（%）	12. 森林覆盖率（%）	13. 人均二氧化碳排放量（吨）	14. 空气中不足 2.5 微米的颗粒物含量（微克/立方米）	15. 卫生厕所普及率（%）
俄罗斯	9.7	49.8	12	16.2	72
阿根廷	8.8	9.8	4.6	13.3	96
马来西亚	19.1	67.6	8.1	16	96
中国	15.5	22.4	7.2	52.7	77
土耳其	0.2	15.4	4.7	44.3	95
墨西哥	14.5	33.9	3.9	20.9	85
巴西	29.4	58.9	2.2	12.7	83
哈萨克斯坦	3.3	1.2	13.9	13.8	98
泰国	18.8	32.2	4.1	26.3	93
印度尼西亚	12.2	49.9	2.2	16.5	61

附表 3 - 8　　　　　　　　　　　健康水平

国家	16. 人口出生时预期寿命（岁）	17. 新生儿死亡率（%）	18. 孕产妇死亡率（1/100000）	19. 非传染性病死亡率（每 10 万人）	20. 新冠肺炎感染致死率（%）
俄罗斯	72.7	3.2	17	619.5	0.104580661
阿根廷	76.5	6.4	39	435.2	0.224685485
马来西亚	76.0	4.3	29	501.1	0.022372244
中国	76.7	4.3	29	491.5	0.000400895
土耳其	77.4	5.5	17	436.8	0.060055205
墨西哥	75.0	7.5	33	464.8	0.18340491
巴西	75.7	8.1	60	424.5	0.255343201
哈萨克斯坦	73.2	5.6	10	620.9	0.04552522
泰国	76.9	5.0	37	362.6	0.005171921
印度尼西亚	71.5	12.7	177	660.7	0.028364278

附录四 中国与高收入国家、中等偏上收入
国家现代化指数计算结果

附表4-1 2021年全球高收入国家、中等偏上收入国家健康指数得分和排名

排名	国家	健康指数各维度的百分制得分				健康指数的百分制得分
		健康资源	健康保障	健康环境	健康水平	
高收入国家						
1	日本	91.36	89.55	87.55	94.34	92.29
2	韩国	85.81	88.25	84.12	93.37	89.67
3	德国	90.07	91.90	85.86	89.16	89.38
4	法国	87.09	83.02	84.48	89.77	87.76
5	荷兰	84.09	92.67	81.30	89.97	87.61
6	澳大利亚	79.05	92.32	83.08	92.56	87.54
7	新西兰	79.37	90.78	86.34	91.26	87.15
8	以色列	81.66	84.48	81.39	91.66	86.92
9	捷克	89.21	90.85	83.94	83.95	86.22
10	西班牙	79.43	81.50	85.43	90.48	85.76
11	加拿大	76.33	89.43	83.78	90.33	85.39
12	新加坡	72.23	86.62	81.10	93.88	85.38
13	意大利	79.91	76.22	83.72	89.56	84.75
14	英国	77.58	88.00	83.65	87.90	84.39
15	波兰	83.63	86.66	84.96	83.88	84.19
16	美国	78.52	87.73	83.75	84.64	83.02
中等偏上收入国家						
1	阿根廷	82.44	80.26	80.61	80.90	81.27
2	泰国	72.33	78.27	81.86	86.71	81.07
3	俄罗斯	82.48	86.81	80.81	78.92	80.97

续表

排名	国家	健康指数各维度的百分制得分				健康指数的百分制得分
		健康资源	健康保障	健康环境	健康水平	
4	土耳其	78.76	71.77	76.96	84.92	80.96
5	中国	77.36	76.86	76.49	84.74	80.91
6	哈萨克斯坦	80.84	86.55	79.48	79.48	80.60
7	马来西亚	69.17	76.12	85.62	83.82	78.84
8	墨西哥	73.25	69.66	81.16	79.92	77.02
9	巴西	67.36	67.59	85.13	79.06	75.01
10	印度尼西亚	60.62	72.84	79.93	71.69	69.31

附表 4 - 2　2021 年全球高收入国家、中等偏上收入国家健康资源指数得分和排名

排名	国家	健康资源指数得分	健康资源指数百分制得分
高收入国家			
1	日本	8.840010634	91.36
2	德国	8.592140247	90.07
3	捷克	8.429141494	89.21
4	法国	8.032551593	87.09
5	韩国	7.798769314	85.81
6	荷兰	7.490075085	84.09
7	波兰	7.407609752	83.63
8	以色列	7.062754153	81.66
9	意大利	6.763078254	79.91
10	西班牙	6.682694277	79.43
11	新西兰	6.671544114	79.37
12	澳大利亚	6.617542831	79.05
13	美国	6.529132950	78.52
14	英国	6.375285947	77.58
15	加拿大	6.170098261	76.33
16	新加坡	5.526000117	72.23
中等偏上收入国家			
1	俄罗斯	7.205178651	82.48
2	阿根廷	7.199058915	82.44
3	哈萨克斯坦	6.921256662	80.84
4	土耳其	6.569619014	78.76
5	中国	6.338145064	77.36

续表

排名	国家	健康资源指数得分	健康资源指数百分制得分
6	墨西哥	5. 682633605	73. 25
7	泰国	5. 540762123	72. 33
8	马来西亚	5. 067355157	69. 17
9	巴西	4. 806269213	67. 36
10	印度尼西亚	3. 892317108	60. 62

附表 4 - 3　2021 年全球高收入国家、中等偏上收入国家健康保障指数得分和排名

排名	国家	健康保障指数得分	健康保障指数百分制得分
		高收入国家	
1	荷兰	7. 420710672	92. 67
2	澳大利亚	7. 366037720	92. 32
3	德国	7. 297804053	91. 90
4	捷克	7. 132331399	90. 85
5	新西兰	7. 121443849	90. 78
6	日本	6. 930762051	89. 55
7	加拿大	6. 911593782	89. 43
8	韩国	6. 730167265	88. 25
9	英国	6. 691846806	88. 00
10	美国	6. 650949076	87. 73
11	波兰	6. 490212797	86. 66
12	新加坡	6. 484222406	86. 62
13	以色列	6. 167073531	84. 48
14	法国	5. 955808179	83. 02
15	西班牙	5. 740751299	81. 50
16	意大利	5. 020310208	76. 22
		中等偏上收入国家	
1	俄罗斯	6. 511794022	86. 81
2	哈萨克斯坦	6. 473988289	86. 55
3	阿根廷	5. 566437481	80. 26
4	泰国	5. 294473615	78. 27
5	中国	5. 105124737	76. 86
6	马来西亚	5. 007094054	76. 12
7	印度尼西亚	4. 585644492	72. 84
8	土耳其	4. 451681327	71. 77
9	墨西哥	4. 193055892	69. 66
10	巴西	3. 948112326	67. 59

附表 4-4　2021 年全球高收入国家、中等偏上收入国家健康环境指数得分和排名

排名	国家	健康环境指数得分	健康环境指数百分制得分
高收入国家				
1	日本	12.83951338	87.55
2	新西兰	12.48906566	86.34
3	德国	12.35055262	85.86
4	西班牙	12.22515952	85.43
5	波兰	12.09218388	84.96
6	法国	11.95602601	84.48
7	韩国	11.85434632	84.12
8	捷克	11.80339250	83.94
9	加拿大	11.75816049	83.78
10	美国	11.74878423	83.75
11	意大利	11.74135882	83.72
12	英国	11.72120172	83.65
13	澳大利亚	11.56282318	83.08
14	以色列	11.09797428	81.39
15	荷兰	11.07372074	81.30
16	新加坡	11.01920124	81.10
中等偏上收入国家				
1	马来西亚	12.28152691	85.62
2	巴西	12.14088133	85.13
3	泰国	11.22635112	81.86
4	墨西哥	11.03398556	81.16
5	俄罗斯	10.93931425	80.81
7	阿根廷	10.88666457	80.61
7	印度尼西亚	10.70357451	79.93
8	哈萨克斯坦	10.58251614	79.48
9	土耳其	9.922290289	76.96
10	中国	9.801104667	76.49

附表 4-5　2021 年全球高收入国家、中等偏上收入国家健康水平指数得分和排名

排名	国家	健康水平指数得分	健康水平指数百分制得分
高收入国家			
1	日本	8.433826982	94.34
2	新加坡	8.351498528	93.88
3	韩国	8.261294255	93.37
4	澳大利亚	8.118889842	92.56
5	以色列	7.960229342	91.66
6	新西兰	7.892274064	91.26
7	西班牙	7.756809079	90.48
8	加拿大	7.731119506	90.33
9	荷兰	7.669516961	89.97
10	法国	7.635959179	89.77
11	意大利	7.600103191	89.56
12	德国	7.531891137	89.16
13	英国	7.321745013	87.90
14	美国	6.787657678	84.64
15	捷克	6.678604406	83.95
16	波兰	6.667304778	83.88
中等偏上收入国家			
1	泰国	7.124580874	86.71
2	土耳其	6.832917015	84.92
3	中国	6.804437283	84.74
4	马来西亚	6.657043795	83.82
5	阿根廷	6.201229340	80.90
6	墨西哥	6.052190830	79.92
7	哈萨克斯坦	5.985244791	79.48
8	巴西	5.922983839	79.06
9	俄罗斯	5.902400544	78.92
10	印度尼西亚	4.869702422	71.69

参考文献

国家卫生和计划生育委员会编《〈"健康中国2030"规划纲要〉辅导读本》,人民卫生出版社2017年版。

国家卫生健康委员会:《中国流动人口发展报告:2018》,中国人口出版社2019年版。

贺小林:《健康中国的城镇居民医疗保险:制度变迁与政策分析》,复旦大学出版社2021年版。

胡伟略:《人口健康发展经济学研究》,中国社会科学出版社2015年版。

黄开斌:《健康中国——国民健康研究》,红旗出版社2016年版。

健康中国行动推进委员会办公室:《健康中国行动文件汇编》,人民卫生出版社2019年版。

健康中国行动推进委员会办公室:《健康中国行动文件解读》,人民卫生出版社2020年版。

李琛:《健康中国:产业发展机遇与挑战》,北京大学出版社2020年版。

凌莉:《中国人口流动与健康》,中国社会科学出版社2015年版。

吕飞:《健康城市建设策略与实践》,中国建筑工业出版社2018年版。

马祖琦:《健康城市与城市健康——国际视野下的公共政策研究》,东南大学出版社2015年版。

[美]杰森·科尔本:《迈向健康城市》,王兰译,同济大学出版社2019年版。

田艳芳:《健康对中国经济不平等的影响》,中央编译出版社2015年版。

王德、殷潇凡、谢正、王浩、鲍勇:《健康中国行动实施精准解读》,上海交通大学出版社2021年版。

王卫国、徐勇:《现代健康城市科学管理探索与研究》,光明日报出版社

2014 年版。

王文科、叶姬：《健康中国战略背景下公共健康伦理研究》，上海三联书店 2020 年版。

翟绍果：《共建共享健康中国：国民健康保障均等受益研究》，生活·读书·新知三联书店 2019 年版。

张爱华、陈霏、王灏：《健康城市建设理论与实践研究》，科学出版社 2020 年版。

张录法、汤磊、刘庭芳：《迈向健康中国：长三角卫生健康治理实践（第一辑）》，上海交通大学出版社 2020 年版。

郑文韬：《迈向健康中国——卫生改革路线图构想》，同济大学出版社 2017 年版。

中共中央国务院：《"健康中国 2030"规划纲要》，人民出版社 2016 年版。

中国工程院：《健康中国，策略为先》，高等教育出版社 2019 年版。

中国健康教育中心：《中国健康城市建设实践（2019 年）》，人民卫生出版社 2020 年版。

中国科学院中国现代化研究中心：《健康中国和健康现代化》，科学出版社 2021 年版。

中国人口与发展研究中心：《中国健康扶贫研究报告》，人民出版社 2019 年版。

中国卫生和计划生育统计年鉴委员会：《2018 年中国卫生健康统计年鉴》，中国协和医科大学出版社 2018 年版。

中国卫生和计划生育统计年鉴委员会：《2019 年中国卫生健康统计年鉴》，中国协和医科大学出版社 2019 年版。

中国卫生和计划生育统计年鉴委员会：《2020 年中国卫生健康统计年鉴》，中国协和医科大学出版社 2020 年版。

中华人民共和国国家统计局编：《2018 中国统计年鉴》，中国统计出版社 2018 年版。

中华人民共和国国家统计局编：《2019 中国统计年鉴》，中国统计出版社 2019 年版。

中华人民共和国国家统计局编：《2020 中国统计年鉴》，中国统计出版社

2020 年版。

包世荣、唐魁玉：《国外医养结合养老模式及其对中国的启示》，《哈尔滨
　　工业大学学报》（社会科学版）2018 年第 2 期。

鲍勇：《中国健康产业发展机遇和挑战：基于健康中国的思考》，《中国农
　　村卫生事业管理》2019 年第 2 期。

曹琦、崔兆涵：《我国卫生政策范式演变和新趋势：基于政策文本的分
　　析》，《中国行政管理》2018 年第 9 期。

陈晋阳：《我国大气污染致居民健康经济损失研究进展》，《南京医科大学
　　学报》（社会科学版）2018 年第 4 期。

迟春花：《“健康中国 2030” 与全科医生队伍建设》，《领导科学论坛》
　　2018 年第 24 期。

仇雨临、王昭茜：《全民医保与健康中国：基础、纽带和导向》，《西北大
　　学学报》（哲学社会科学版）2018 年第 3 期。

崔树义、杨素雯：《健康中国视域下的 “医养结合” 问题研究》，《东岳
　　论丛》2019 年第 6 期。

单菁菁：《建设健康中国：现状、问题与对策》，《中州学刊》2018 年第
　　2 期。

单菁菁、苗婷婷：《以人为核心，推动健康中国建设》，《团结》2018 年
　　第 6 期。

刁丽、何克春：《建设健康中国面临的挑战与对策》，《现代医院》2018
　　年第 8 期。

郭超：《从 “健康中国” 到 “健康亚太”：以健康助力 “人类命运共同
　　体”》，《人口与发展》2018 年第 5 期。

韩喜平、孙小杰：《全面实施健康中国战略》，《前线》2018 年第 12 期。

胡雯：《健康中国背景下机构改革助力医养结合发展的方案构想》，《行政
　　管理改革》2019 年第 2 期。

黄河：《健康中国战略视域下传统文化传播问题与对策》，《边疆经济与文
　　化》2018 年第 8 期。

黄玉捷：《“健康中国” 指标背景下全国健康水平及地区差距》，《科学发
　　展》2019 年第 2 期。

李斌：《全面深入实施健康中国战略》，《求是》2018 年 第 6 期。

李昶达、韩跃红：《健康中国评价指标体系的构建》，《统计与决策》2019
　　年第 9 期。

李达宁：《"健康中国"战略背景下医疗健康产业的发展现状及变革趋势
　　分析》，《经济研究导刊》2018 年第 20 期。

李海明、王有强：《卫生资源投入与健康中国建设：基于价值的卫生系统
　　视角》，《中国行政管理》2018 年第 8 期。

李慧：《习近平关于卫生健康重要论述的研究》，《科学社会主义》2019
　　年第 3 期。

李乐乐：《"健康中国"战略下我国医疗服务综合治理研究》，《汕头大学
　　学报》（人文社会科学版）2018 年第 3 期。

李勋来、张梦琦： 《健康中国背景下我国健康城市建设水平的比较研
　　究——基于副省级城市中 7 个示范城市的分析》， 《山东社会科学》
　　2019 年第 7 期。

刘昉、张红培、蔡仕魁、杨洪伟：《中国共产党推动卫生与健康事业发展
　　的伟大实践》，《中国医院管理》2018 年第 6 期。

刘继同：《中国社会医疗保险制度 40 年的历史经验、结构困境与改革方
　　向》，《人文杂志》2019 年第 3 期。

刘艳飞、胡晓辉：《健康中国战略下的健康服务供给模式优化研究》，《福
　　建论坛》（人文社会科学版）2019 年第 3 期。

马晓伟：《以人民健康为中心 实施健康中国战略》， 《求是》2018 年第
　　20 期。

彭翔、张航：《健康中国视角下健康风险治理探讨》，《宁夏社会科学》
　　2019 年第 1 期。

蒲水涵：《基层医院：健康中国的"守门人"》，《中国政协》2018 年第
　　12 期。

任洁、王德文：《健康治理：顶层设计、政策工具与经验借鉴》，《天津行
　　政学院学报》2019 年第 3 期。

宋新明：《全生命周期健康：健康中国建设的战略思想》，《人口与发展》
　　2018 年第 1 期。

孙东东、丁佳丽、魏鲁霞：《健康中国建设背景下我国中医院发展逻辑问

题研究》，《中国卫生事业管理》2018 年第 6 期。

汤大朋、马新飞、倪菲菲、黄滋淳：《“健康中国”背景下中医药服务能
　　力的内涵构成及提升路径对策》，《中国卫生事业管理》2019 年第
　　3 期。

万瑜、陈莉斯：《取消以药养医，县级医院如何破局》，《人民周刊》2018
　　年第 23 期。

王琳：《习近平“健康中国”战略思想研究——伦理与经济二维视角》，
　　《天津师范大学学报》（社会科学版）2018 年第 4 期。

王振杰：《大数据与健康中国战略实施》，《人口与发展》2018 年第 5 期。

杨立华、黄河：《健康治理：健康社会与健康中国建设的新范式》，《公共
　　行政评论》2018 年第 6 期。

姚力：《卫生工作方针的演进与健康中国战略》，《当代中国史研究》2018
　　年第 3 期。

于潇、包世荣：《健康中国背景下医养结合养老模式研究》，《社会科学战
　　线》2018 年第 6 期。

袁廿一、张东献、刘学军：《新时代“健康文化”的概念建构及路径启
　　示——以海南省“健康文化”建设为例》，《江汉大学学报》（社会科
　　学版）2019 年第 4 期。

张晓欢、张云飞：《中医药供给侧结构性改革研究》，《中国市场》2018
　　年第 23 期。

张颖熙、夏杰长：《新时代健康服务业发展的战略思考》，《劳动经济研
　　究》2018 年第 5 期。

朱光明、谭相东：《关于加快实施健康中国战略的几点思考》，《东岳论
　　丛》2018 年第 7 期。

朱慧劼、风笑天：《“健康中国”背景下的健康不平等》，《学习与实践》
　　2018 年第 4 期。